Anne Simons

Öle für Körper und Seele

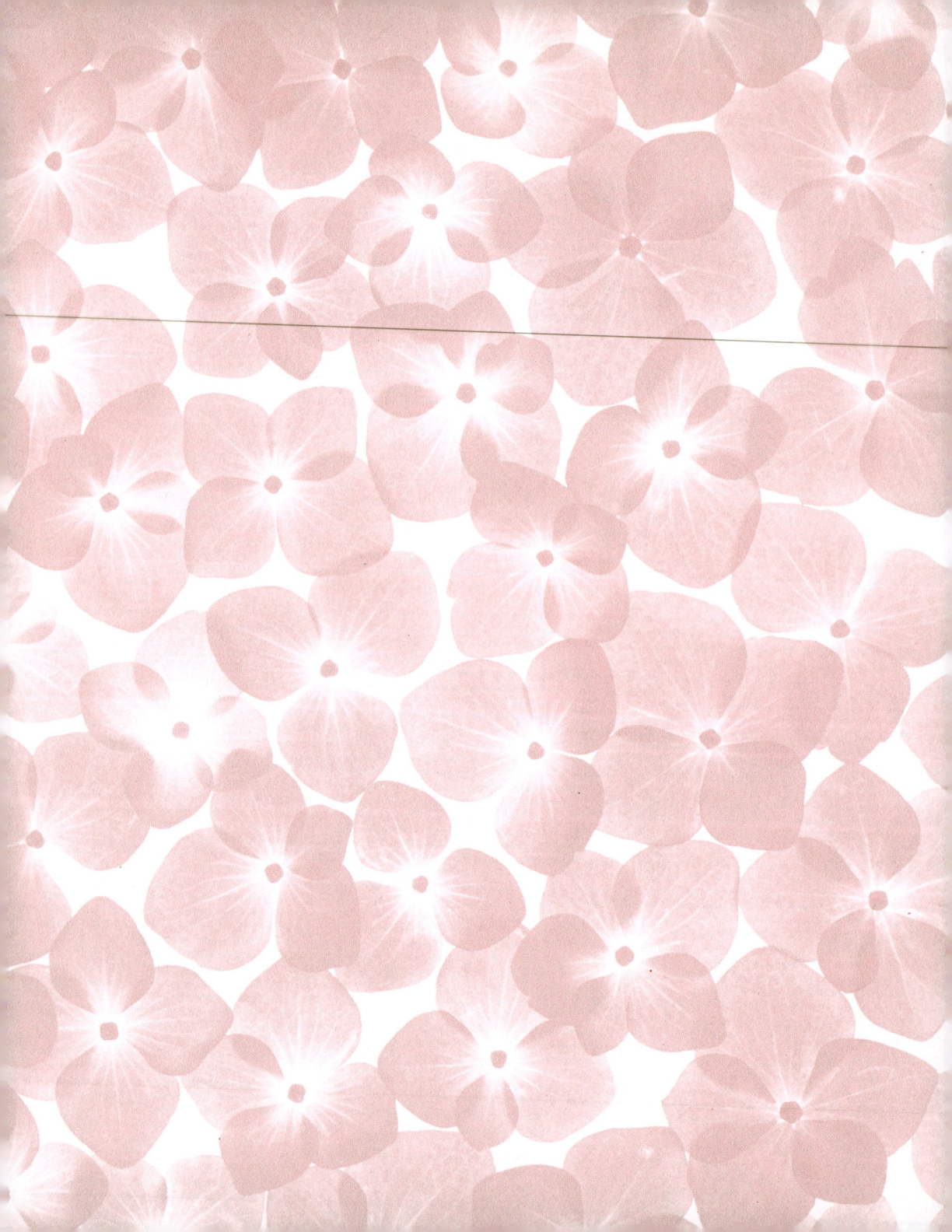

Anne Simons

Öle für Körper und Seele

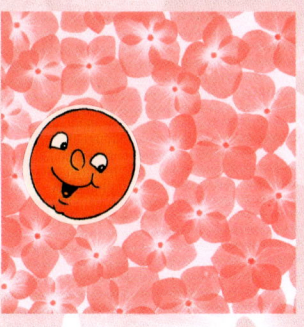

Wundermittel der Natur

Das umfassende Praxisbuch

Mary Hahn Verlag

Hinweis:
Die Informationen, die in diesem Buch geliefert werden,
können nicht die Hilfe eines Arztes oder einen Arztbesuch ersetzen.
Dieses Buch bezweckt, die Leser zur Gesundheitsvorsorge und
Selbsthilfe bei alltäglichen Beschwerden anzuleiten. Die Autorin
und der Verlag sind nicht verantwortlich für irgendwelche
medizinischen Forderungen, die sich auf das präsentierte
Material beziehen.

© 1997 Mary Hahn Verlag in der
F.A.Herbig Verlagsbuchhandlung GmbH, München
Alle Rechte vorbehalten
Umschlaggestaltung: Atelier Höpfner-Thoma, München
Foto Umschlag und innen: Bavaria Bildagentur
Redaktion: Redaktionsbüro Dr. Andreas Gößling, München
Layout und DTP: Wolfgang Heinzel
Druck und Binden: OAN, Leipzig
Printed in Germany
ISBN 3-87287-446-2

Inhalt

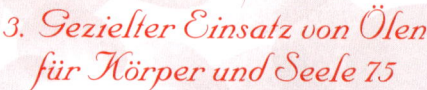

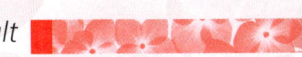

Vorbemerkung

Als Journalistin und Sachbuchautorin im amerikanischen und europäischen Sprachraum bin ich viel unterwegs. Vor einigen Jahren zog ich mir auf einer Reise eine tiefe Schnittwunde zu, die sich leicht hätte entzünden und Fieber hervorrufen können. Weit und breit gab es weder einen Arzt noch eine Krankenstation. Ein australischer Mitreisender aber behandelte meine Wunde mit Teebaumöl – einer Substanz, von der ich noch nie gehört hatte –, und innerhalb einer Woche war die Wunde verheilt. So blieb ich nicht nur von einer Infektion verschont, sondern hatte zudem kaum Schmerzen.

Diese Erfahrung brachte mich zum Studium der Öle. Zunächst suchte ich alle verfügbaren Informationen zu dem wunderbaren Heilmittel Teebaumöl zusammen, über das ich dann gemeinsam mit dem langjährigen Teebaum-Experten Carl-Michael Diedrich das *Teebaumöl Praxisbuch* (1) verfaßte.

Dann stieß ich auf weitere Öle, zu denen ich systematisch recherchierte. In dem Maße, wie ich ihre beschriebenen Wirkungen erprobte und in Wirklichkeit erleben konnte, ergriff mich eine unglaubliche Begeisterung für diese so unscheinbaren und doch enorm heilkräftigen Wundermittel der Natur. Nicht nur die pflanzlichen, sondern auch die feinstofflichen ätherischen Öle verfügen über unvorstellbare heilende Kräfte. Besonders intensiv widmete ich mich unter anderem dem aus Ägypten stammenden Schwarzkümmelöl, das dort eine bis zu den Pharaonen zurückreichende Heiltradition hat .(2) Heute wird es besonders wegen seiner enormen immunitätssteigernden Kraft geschätzt und in bestimmten Therapien als Hauptwirkstoff bei der Behandlung von Allergie, Asthma, Diabetes, Hormonkrankheiten, Pilzerkrankungen, Akne und sogar bei Krebs eingesetzt.

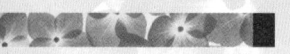 *Vorbemerkung*

Aber abgesehen von derart spektakulären Ölen verfügen auch die uns seit langem bekannten und in Form von Nahrungsmitteln wie Gewürzkräutern eingenommenen Pflanzen über Heilkräfte, die in den aus ihnen extrahierten Essenzen verstärkt wirksam sind.

Das Faszinierende am Thema „Öle" ist seine Vielseitigkeit. Mit Ölen allein können wir uns gesund ernähren. Öle wirken auf den Körper, aber auch auf Geist und Seele. Öle entspannen oder regen an. Öle dämpfen oder machen uns glücklich. Öle haben Einfluß auf unsere hormonellen und sexuellen körperlichen Abläufe. Und nicht zuletzt duften Öle herrlich!

Die Kenntnis der den Pflanzen- und ätherischen Ölen eigenen Wirkkräfte – über Jahrhunderte verloren gegangen und in unserer Zeit allmählich wieder aufgewertet und neuentdeckt – gibt uns die Möglichkeit, unser Leben gesundheitlich und seelisch stärker in die eigene Hand zu nehmen.

Mit diesem Buch lade ich Sie ein, mich auf einer faszinierenden Reise durch das Reich der Öle zu begleiten und dabei viele Tips und Anregungen für eine gesündere und beglückendere Lebensführung zu erhalten.

Anne Simons

(1) Diedrich/Simons: Das Teebaumöl Praxisbuch. Bern/München/Wien 1996
(2) Siehe mein gerade erschienenes Buch: Das Schwarzkümmel Praxisbuch.
Bern/München/Wien 1997

1.
Ätherische Öle

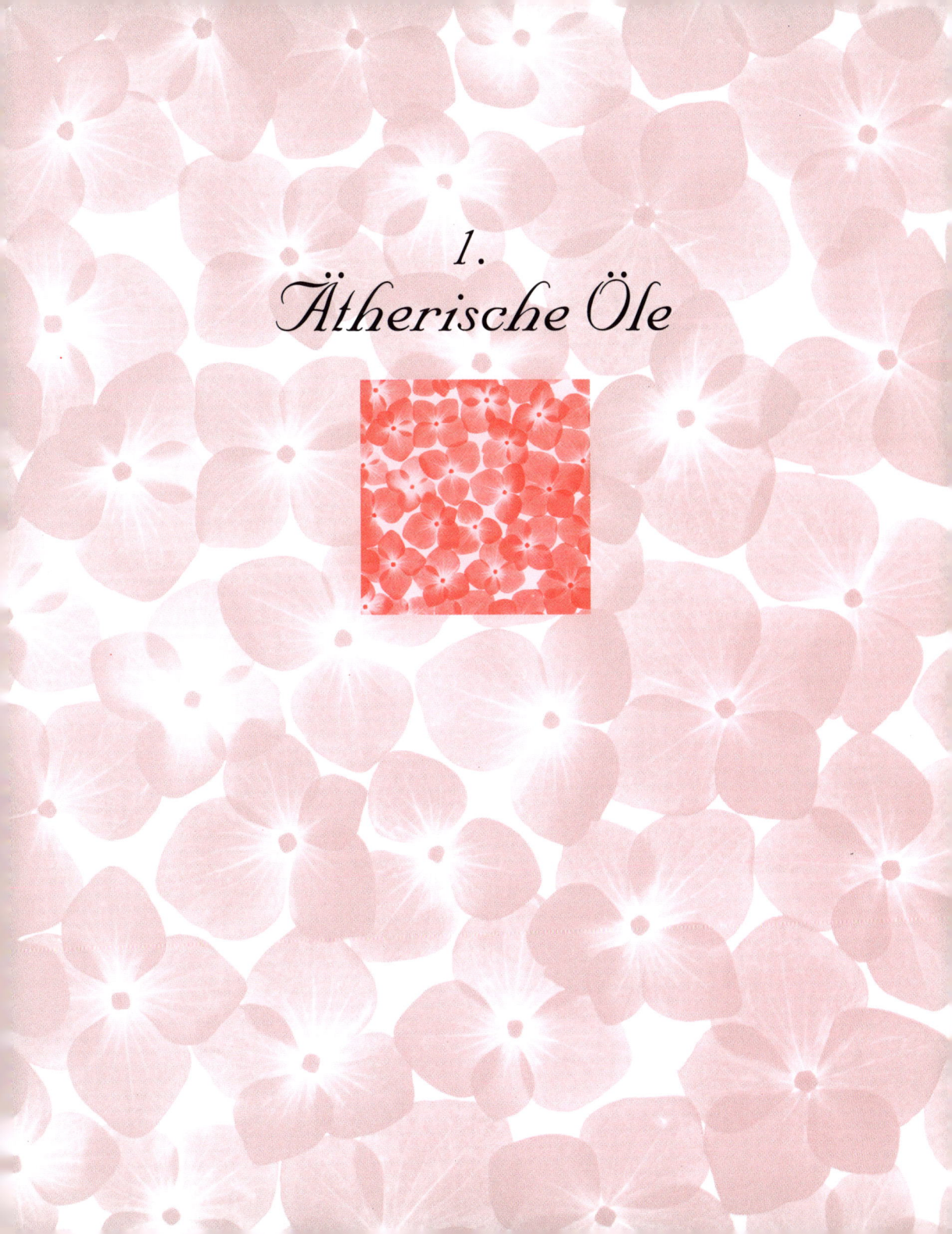

Geschichte der aromatischen Öle

Pflanzliche Düfte spielen in der Menschheitsgeschichte eine große Rolle. Sie wirken auf den Geruchssinn und übermitteln Informationen, etwa über drohende Gefahren, unmittelbar an das Gehirn. Duftmoleküle gelangen in das Riechfeld innerhalb der menschlichen Nase. Dort enden Nervenzellen, die sogenannten Riechnerven, die Geruchsinformationen unverzüglich und ungefiltert in das Riechhirn leiten, das sich im entwicklungsgeschichtlich ältesten Teil des menschlichen Gehirns befindet. Hier werden die Duftmoleküle verarbeitet. Ihre starke Ausstrahlung und Wirkung auf physische und psychische Bereiche erklärt sich durch die direkte Verbindung des Geruchssinns mit dem limbischen System (gefühlsmäßige Reaktionen auf Umweltreize) und den Steuerzentren des Gehirns (Hypothalamus und Hypophyse).

Somit dient der Geruchssinn dem Menschen nicht nur dazu, vor Gefahren zu warnen, sondern auch als Leitsystem zu wohltuenden, heilenden Düften – und zu solchen Menschen, zu denen man sich in verschiedener Hinsicht hingezogen fühlt. Der Geruch eines Menschen kann dazu führen, daß man ihn ablehnt, „nicht riechen" kann, oder daß man sich gern in seiner Nähe, da auf „einer (Duft-)Wellenlänge" zu ihm, befindet. Körpergeruch kann auch eine starke erotische Anziehung zur Folge haben.

Die ungeheure Bedeutung von Düften wird offensichtlich, wenn man sich ihrer Geschichte zuwendet. Ursprünglich wurden Düfte und Rauchwerk als Opfergaben für die Götter eingesetzt. Zum Himmel aufsteigender Rauch galt als Mittel, mit den Göttern in Kontakt zu treten. Tatsächlich waren bei

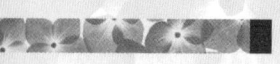

den Ägyptern verschiedenen Gottheiten Duftnoten zugeordnet, z.B. Weihrauch dem Sonnengott Ra. Wollte man sich mit der geistigen und heilenden Kraft einer Gottheit anfüllen, so brannte man entsprechendes Rauchwerk ab oder umgab sich in anderer Form mit den dazugehörigen Düften.

Räucherwerk war zunächst religiösen beziehungsweise staatlichen Zeremonien vorbehalten, die an heiligen Stätten entzündet wurden. Ein bestimmtes Räucherwerk hatte über Jahrhunderte eine herausragende Bedeutung bei zeremoniellen Anlässen. Es setzte sich aus vielen unterschiedlichen Aromen zusammen, darunter Wacholder, Myrrhe, Pistazien, Zimt, Zyperus und Henna, und wurde *Kyphi* genannt. Unterschiedliche Rezepturen für Kyphi sind überliefert, doch ist allen eine beruhigende, teilweise gar narkotisierende Wirkung zu eigen, weswegen Kyphi vor allem abends abgebrannt wurde.

Bereits die alten Ägypter waren Experten im Einsatz von aromatischen Ölen und Salben, mit denen die Lebenden massiert und die Toten zwecks Erhaltung einbalsamiert wurden, wobei in beiden Fällen Zedernholzöl eine große Rolle spielte. Aromatische Bäder und Massagen zur Hautpflege waren hochgeschätzt.

Schon um 3000 v.Chr. heilte der berühmte Arzt Imhotep, der König Zoser diente, mit Hilfe von aromatischen Essenzen. Das aus dem zweiten vorchristlichen Jahrtausend erhaltene Papyrus Ebers´ enthält zu bestimmten Krankheiten eine Reihe von Rezepturen, in denen aromatische Substanzen enthalten sind. Diese wurden zu Salben verarbeitet, indem man die jeweiligen Pflanzen in fettes Öl legte. Unter dem Einfluß von Wärme teilten sich die pflanzlichen Eigenschaften dem Öl mit, das man dann weiterverarbeitete. Grabbeigaben waren häufig Tiegel und Fläschchen aus Halbedelsteinen, die duftende Öle enthielten und dem Zerfallswerk der Dämonen entgegenwirken sollten.

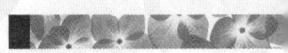

Auch in Asien wurden bereits vor 5000 Jahren aromatische Kräuter und Hölzer in religiösen Zeremonien abgebrannt. Im alten China ist die hygienische Verwendung gewisser Kräuter wie Kalmuswurzeln belegt. Massagen, Drucktechniken und Akupunktur haben in China wie auch in Indien eine lange Tradition. Der indische Ayurveda, eine uralte Heilkunst, deren Name „das Wissen um die Langlebigkeit" bedeutet, beschäftigt sich intensiv mit der aromatischen Massage mit aus Heilpflanzen hergestellten Auszugsölen.

Die Kunst, Öle und Salben zu aromatisieren, wurde im klassischen Griechenland verfeinert. Insbesondere der Heilwirkung von Pflanzen galt das Augenmerk griechischer Ärzte. Theophrast erkannte, daß die äußerlich angewendeten Öle auch die inneren Organe beeinflussen. Hippokrates wies in seinen Schriften ausdrücklich auf die Heilkraft der Dämpfe von bestimmtem Rauchwerk hin, etwa von Myrrhe, Thymian und Weihrauch.

Sowohl im antiken Griechenland wie auch bei den Römern nutzte man Duftessenzen, um die benebelnde Wirkung von Alkohol und seine Nachwirkungen zu mildern. Weine wurden deshalb mit Myrrhe, Veilchen und insbesondere Rosen gewürzt. Mittlerweile ist die spezielle Heilwirkung von Rosen auf die Leber auch durch die moderne Wissenschaft belegt, so daß man diese durchaus als kluge Beimischung zu Alkohol würdigen kann.

Um die erste Jahrtausendwende unserer Zeitrechnung wurde von den Persern ein Destillationsverfahren zur Gewinnung von Alkohol und ätherischen Ölen entwickelt. Erstmals konnte man Parfüms ohne fette Grundlage herstellen. Die Entwicklung der Duftkultur machte große Fortschritte, und nicht umsonst wurden immer wieder die „Wohlgerüche Arabiens" beschworen. Im 13. Jahrhundert hatte sich Damaskus zu einem Parfümzentrum entwickelt und exportierte das berühmte Damaszener Rosenwasser in alle Welt.

Die Bedeutung pflanzlicher Duftstoffe im europäischen Mittelalter läßt

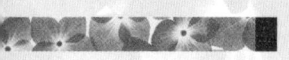

sich nur schwer in ihrem wahren Umfang erfassen. Zum einen wurde die Tradition des von weisen Frauen übermittelten Heilwissens durch die brutalen Vernichtungsfeldzüge der Inquisitoren unterbrochen, zum anderen sind kaum schriftliche Quellen erhalten, aus denen man Schlüsse auf die Pflanzenheilkunde des sogenannten „tiefsten Mittelalters" ziehen könnte. Erst mit dem 16. Jahrhundert brach eine Ära an, für die das Interesse an Parfüm und aromatischen Heilessenzen dokumentiert ist. Hieronymus Braunschweig, Conrad Gesner, Ryff und Lonicer waren Ärzte und Heilkundige, die ausführlich in Destillier- und Kräuterbüchern ihr bemerkenswertes Wissen über Destillationsverfahren und die Anwendung von ätherischen Ölen darlegten. Die chemischen und alchemistischen Untersuchungen jener Zeit wurden nicht voneinander unterschieden.

Ein weiterer Grund für die intensivere Beschäftigung mit den aus natürlichen ätherischen Ölen hergestellten Düften war die Erkenntnis, daß diese üble Gerüche und Krankheitserreger vertreiben konnten. In einer Zeit grauenhafter und unentrinnbarer Pestepidemien galten ätherische Öle als Wundermittel gegen den Schwarzen Tod. Innenräume wurden ausgeräuchert, Kleidung besprenkelte man mit „Wunderwasser", dem überwiegend in Klöstern aus Melisse oder Wacholder hergestellten Aqua mirabilis, und am Körper trug man mit aromatischen Substanzen gefüllte Riechbälle.

In neuester Zeit wurden die antibakteriellen und antimykotischen Eigenschaften bestimmter ätherischer Öle, etwa von Thymian, Sandelholz, Lavendel, Wacholder und Teebaum, systematisch analysiert und durch wissenschaftlich abgesicherte Untersuchungsreihen belegt. Bahnbrechende Arbeit leisteten neben vielen anderen der französische Chemiker René-Maurice Gattefossé, der Australier Arthur Penfold und Paul Belaiche, der Leiter der phytotherapeutischen (pflanzenheilkundlichen) Abteilung des Collège de Médecine de Bobigny (Paris XIII).

Gattefossé prägte 1937 den Begriff „Aromatherapie". Von 1887 an hatte

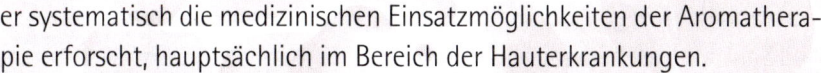

er systematisch die medizinischen Einsatzmöglichkeiten der Aromatherapie erforscht, hauptsächlich im Bereich der Hauterkrankungen.

In den 20er Jahren dieses Jahrhunderts widmete sich Penfold der antibakteriellen Wirkung von Teebaumöl.

Dr. Belaiche, der als erster eine Professur für alternative Medizin innehatte, setzte mit großem Erfolg ätherische Öle gegen Blasenkatarrh, Scheidenpilzinfektionen und Hautkrankheiten ein.

Eine bedeutende Hilfe bei solchen Untersuchungen ist das in Frankreich entwickelte Aromatogramm. Man legt Bakterienkulturen infizierter Körperbereiche an und testet an ihnen verschiedene ätherische Öle. Leicht lassen sich wirksame Öle isolieren und dem Patienten erfolgreich verordnen.

Modell eines Aromatogramms

0 mm	20 mm ↔	9 mm ↔
·	⬤	●
24 mm ↔	5 mm ↔	0 mm
⬤	●	·

Von einer infizierten Körperstelle wird dem Patienten ein Abstrich entnommen. Dessen Bakterien werden kultiviert, das heißt, man beschleunigt ihre Vermehrung. Anschließend testet man verschiedene ätherische Öle an den einzelnen Kulturen. Ein Öl, das die Bakterien wirkungsvoll bekämpft, zeigt einen starken Inhibitions- bzw. Hemmbereich an. In diesem Beispiel ist er nach Einsatz der Öle Nr. 2 und 4 besonders groß, so daß man diese gegen die Infektion einsetzen würde.

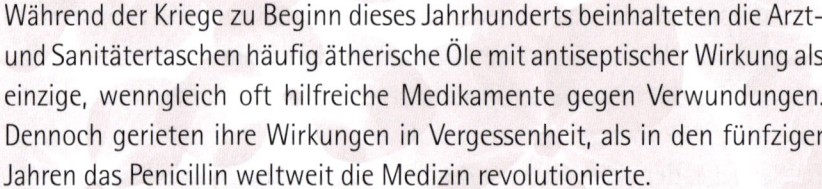

Während der Kriege zu Beginn dieses Jahrhunderts beinhalteten die Arzt- und Sanitätertaschen häufig ätherische Öle mit antiseptischer Wirkung als einzige, wenngleich oft hilfreiche Medikamente gegen Verwundungen. Dennoch gerieten ihre Wirkungen in Vergessenheit, als in den fünfziger Jahren das Penicillin weltweit die Medizin revolutionierte.

Erst eine Rückbesinnung auf pflanzliche Heilmittel führte in den siebziger und achtziger Jahren dazu, daß man sich wieder intensiv mit der Aromatherapie und ihren vielfältigen Möglichkeiten beschäftigte, den Menschen auf ganz natürliche Weise körperliche und seelische Heilung zu bringen.

Bedeutung und Wirkung ätherischer Öle

Ätherische Öle haben hierzulande in den letzten zehn Jahren große Bedeutung erlangt, da sie die Grundlage eines neuentdeckten, sanften Naturheilverfahrens bilden: der Aromatherapie.

Die Besonderheit der erst spät entdeckten pflanzlichen ätherischen Öle liegt darin, daß sie die feinstoffliche, sich leicht verflüchtigende Essenz der Pflanze enthalten, ihr gesamtes Wesen und ihre Kraft. Man nennt sie daher auch essentielle Öle. Im Gegensatz zu den fetten Pflanzenölen sind sie allerdings nicht fettig, sondern verflüchtigen sich vollständig. Sie gehören dem Bereich des Feinstofflichen an und wirken über unsichtbare Schwingungen auf den menschlichen Körper und Geist. Ätherische Öle sind die herrlich duftenden Stoffwechselprodukte von Pflanzen, die sich in Öl- oder Harzzellen, Duftdrüsen oder -kanälen an den verschiedensten Stellen in der jeweiligen Pflanze befinden. Sie entfalten ihr Aroma erst in der ihnen entsprechenden Verdünnung vollständig.

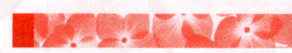

Welche Bedeutung haben die ätherischen Öle in der Natur?

Jedes ätherische Öl hat seine eigene, chemisch komplexe Zusammensetzung, die in der Pflanzenwelt vergleichbar mit dem menschlichen Fingerabdruck ist. Manche Öle setzen sich aus über 100 Wirkstoffen zusammen, andere aus sehr viel weniger. Alkohole, Phenole, Esther, Ketone, Aldehyde und Terpene gehören zu den Grundkomponenten. Die Substanzen lassen sich mit dem Gaschromatographen isolieren. Allerdings ist trotz aufwendiger Analysemethoden die Zusammensetzung von vielen ätherischen Ölen noch nicht vollständig wissenschaftlich geklärt.

In der Natur haben ätherische Öle unter anderem folgende Aufgaben: Sie fördern die Ausscheidung von Giftstoffen, schützen die Pflanze gegen Schädlinge und gefräßige Feinde, aktivieren den Pflanzenstoffwechsel, locken Insekten an und kommunizieren mit benachbarten Pflanzen. Sie sind durch ihre Botenstoffe, sogenannte Pheromone (von griechisch: „pherein" = leiten und „hormon" = anregen), eng mit Hormonen verwandt, wodurch sich ihre starke Wirkung auch auf den menschlichen Organismus erklärt. Sie dienen der Identifizierung und gegenseitigen Anziehung und zusätzlich bei Tieren – wie wir täglich am Verhalten von Hunden beobachten können – zur territorialen Markierung.

Wie wirken ätherische Öle auf den Menschen?

So vielfältig ihre Aufgaben im Pflanzenreich, so vielfältig sind auch ihre Wirkungen auf den Menschen. Dies hängt mit der Funktion unseres Geruchssinns zusammen. Auch wenn dieser viel schwächer als bei Tieren ausgebildet ist, reagiert unser Gehirn doch sehr sensibel auf jegliche Duftinformation aus der Außenwelt. Diese gelangt unmittelbar und ungefiltert in die innersten Schaltzentralen des Gehirns, dem Zentrum aller Sin-

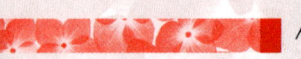

nesempfindungen. Die Riechnerven führen direkt dorthin, und ein einziges Geruchsmolekül reicht aus, um vielfältige Reaktionen im Menschen hervorzurufen.

Eine Geruchsempfindung kann Erinnerungen wach- und bestimmte Emotionen hervorrufen, sie kann Gefühle der Antipathie oder Sympathie wecken, uns motivieren, unsere Kreativität oder sexuelle Energie steigern. Die direkte Einwirkung aufs Gehirn führt zu körperlichen, seelischen und psychischen Veränderungen. Ätherische Öle, die den Hormonhaushalt beeinflussen, wirken sich, wie der Moschusduft, erotisierend aus. Andere Aromen steigern das Wohlbefinden und die Gesundheit, indem sie sich zum einen regulierend auf Atmung, Verdauung, Herz und Kreislauf und zum anderen auch wesentlich auf psychische Prozesse auswirken. Ausgewählte Aromen können uns entspannen, anregen, im Menschen leichte und glückliche Gefühle erzeugen.

In der Aromatherapie nutzt man die wohltuenden Einflüsse ätherischer Öle auf den Menschen in verschiedenen Formen:

• Wegen der unmittelbaren Wirkung über den Geruch ist die Raumaromatisierung die wichtigste Form. Wenn man in einem Raum sitzt, dessen Luft durch die Wirkung einer aus einer Duftlampe sich verflüchtigenden ätherischen Essenz angereichert ist, nimmt man deren Wirkstoffe über die Körperöffnungen, insbesondere die Nase und die Atemwege, in konzentrierter Form zu sich. Man kann sich auf diese Art innerlich reinigen und bereits nach einer halben Stunde eine wohltuende Wirkung wahrnehmen.

• Eine weitere Möglichkeit ist die Absorption der ätherischen Öle über die Haut. Dies geschieht durch Einreibungen und Massagen, Kompressen und Bäder. In diesem Fall werden die ätherischen Öle mit hochwertigen, kaltgepreßten, fetten Pflanzenölen, sogenannten Basisölen, wie Oliven-, Jojo-

20

ba-, Mandel- oder Weizenkeimölen verdünnt. Da bei diesem Verfahren die Öle auch in tiefere Hautschichten und Gewebe eindringen, lassen sie sich therapeutisch gezielt einsetzen, insbesondere bei Hautproblemen oder Durchblutungsbeschwerden.

• Schließlich kann man bestimmte ätherische Öle auch innerlich anwenden. Allerdings sollte man sie nur unter therapeutisch kompetenter Anleitung einnehmen. Ätherische Öle werden für die innerliche Anwendung in Honig oder Tee gelöst.

• Bestimmte ätherische Öle sind überdies altbewährte Gewürze von Speisen und Getränken und dienen der Krankheitsprophylaxe.

Die Gewinnung ätherischer Öle

Die Gewinnung der ätherischen Öle ist abhängig davon, wo sich die Ölzellen in der Pflanze befinden. Meistens werden sie durch Dampfdestillation gewonnen. Befindet sich das ätherische Öl in der Blüte, so duftet es intensiv und verflüchtigt sich sehr schnell. Häufig wird es unverzüglich nach der Ernte noch auf dem Feld destilliert. Das in Wurzeln oder Samen befindliche Öl hingegen hat einen schwächer wahrnehmbaren Duft, da es sich nicht so leicht verflüchtigt. Es kann auch zu einem späteren Zeitpunkt aus den Pflanzenteilen gewonnen werden.
Die vorherrschende Methode der Ölgewinnung ist die Wasserdampfdestillation. Die Blütenblätter oder andere Pflanzenteile kommen in einen großen Bottich, der fest verschlossen wird. Durch ein installiertes Rohrnetz

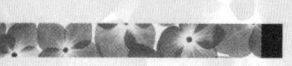

gelangt in diese Charge von unten Wasserdampf. Die Ölzellen der Pflanzenteile öffnen sich, und die aromatischen Bestandteile steigen zusammen mit dem Dampf nach oben. Dort werden sie durch ein Kühlrohr geleitet und in einem Tank aufgefangen. Durch die Kühlung wird der Dampf zu einem wäßrigen Destillat. Das ätherische Öl ist leichter als Wasser, es trennt sich von diesem und schwimmt oben, so daß man es leicht abschöpfen kann.

Eine weitere Methode ist die Kaltpressung der (ungespritzten, unbehandelten!) Schalen von Zitrusfrüchten. Unter hohem Druck preßt man die vom Fruchtfleisch und der weißen Haut befreiten Schalen aus.

Die älteste, allerdings auch teuerste Methode ist die in Handarbeit durchgeführte Enfleurage. Hier werden zwischen mit Schweineschmalz oder Rinderfett bestrichene Glasplatten Blütenblätter gestreut. Das Fett nimmt die Duft- und Heilwirkung der Blüten auf. Nach einer bestimmten Zeit wird es gereinigt und in Alkohol geschüttelt, so daß sich das ätherische Öl von ihm löst. Solchermaßen gewonnenes ätherisches Öl nennt man „Absolue", absolutes Öl.

Dieses läßt sich mittlerweile auch durch Extraktion in einem geschlossenen Vakuumsystem gewinnen, wobei man das Öl mit Hilfe von Alkohol, CO_2 und dem synthetischen Lösungsmittel Hexan aus den Pflanzen zieht. Bei letztgenanntem Verfahren sollte man das ätherische Öl nicht innerlich anwenden, da das Hexan am Schluß nicht hundertprozentig von dem ätherischen Öl getrennt werden kann.

„Absolues" sind hochkonzentriert und stark wirksam, weswegen man äußerst sparsam mit ihnen umgeht. Häufig reicht ein Tropfen in einer Aromalampe völlig aus, um den Raum mit seinem Duft zu erfüllen.

Die Qualität ätherischer Öle

Die Qualität ätherischer Öle ist abhängig von verschiedenen Faktoren. Die geringe Ergiebigkeit einer Pflanze mit nur wenigen Ölzellen treibt die Kosten für das entsprechende Öl ebenso in die Höhe wie einzelne teure Herstellungsverfahren. Außerdem spielt die Verflüchtigungsgeschwindigkeit eines Öles eine Rolle bei der Bestimmung seines Preises. Entsprechend unterteilt man die Essenzen grob in drei Gruppen:

• Einen hohen Evaporisationswert weisen die in der Parfümherstellung sogenannten *Spitzen- oder Topnoten* auf. Diese Öle verdunsten am schnellsten, nämlich innerhalb von 24 Stunden. Die Spitzennoten, zu denen etwa Basilikum, Bergamotte, Cajeput, Eukalyptus, Immortelle, Kamille, Kümmel, Majoran, Myrte, Neroli, Rosmarin, Thymian und Wacholder gehören, haben eine stimulierende Wirkung.

• Zwei bis drei Tage hält sich das Aroma der *Mittel- oder Herznoten*. Hierzu zählt man u.a. Anis, Bay, Eisenkraut, Fenchel, Kampfer, Lavendel, Melisse, Petitgrain, Schwarzer Pfeffer, Teebaum, Vetiver und Ysop. Diese Düfte werden überwiegend therapeutisch im Bereich der Körperfunktionen eingesetzt, etwa bei Stoffwechsel- und Verdauungsstörungen.

• Bei den sogenannten *Basisnoten* verdunstet das ätherische Öl innerhalb einer Woche und hat im allgemeinen eine beruhigende Wirkung. Hierzu gehören beispielsweise Asant, Benzoe, Birkenrinde, Geranium, Ingwer, Jasmin, Myrrhe, Nelke, Neroli, Oregano, Patchouli, Ringelblume, Rose, Weihrauch und Ylang-Ylang.

Letztgenannte Öle können die leichteren langlebiger machen, wenn sie mit ihnen gemischt werden. Sandelholz ist ein besonders bewährtes natürliches Fixativ: Es verdunstet langsam, ist schwer und dickflüssig.

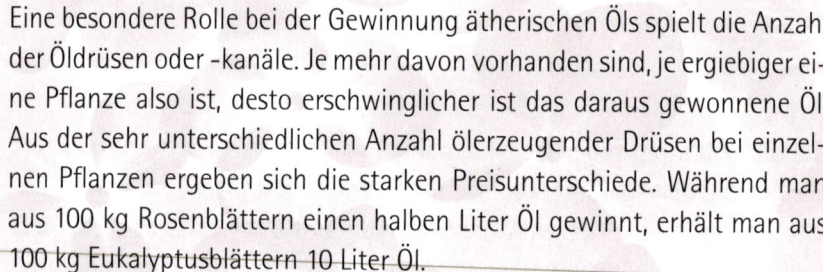

Eine besondere Rolle bei der Gewinnung ätherischen Öls spielt die Anzahl der Öldrüsen oder -kanäle. Je mehr davon vorhanden sind, je ergiebiger eine Pflanze also ist, desto erschwinglicher ist das daraus gewonnene Öl. Aus der sehr unterschiedlichen Anzahl ölerzeugender Drüsen bei einzelnen Pflanzen ergeben sich die starken Preisunterschiede. Während man aus 100 kg Rosenblättern einen halben Liter Öl gewinnt, erhält man aus 100 kg Eukalyptusblättern 10 Liter Öl.

Um die teuren ätherischen Öle erschwinglich – oder auch gewinnträchtiger – zu machen, werden sie häufig mit anderen Substanzen vermischt. Handelt es sich dabei um synthetische Stoffe, so sind die Öle in der Aromatherapie nicht mehr verwendbar. Hier setzt man die Öle ja nicht nur wegen ihres angenehmen Duftes, sondern auch wegen ihrer ganzheitlichen Heilwirkung auf Körper, Geist und Seele des Menschen ein.

Das Deutsche Arzneibuch (DAB) verzeichnet mittlerweile eine Reihe von ätherischen Ölen, deren Heilkraft medizinisch nachgewiesen ist. Diese ist allerdings nur dann gewährleistet, wenn man mit völlig arten- und sortenreinen ätherischen Ölen umgeht, die naturbelassen und frei von jeglichen Zusätzen sind.

Woran aber erkennt man ein gutes Öl?

Leider hat der Verbraucher keine Möglichkeit, dem Öl seine Qualität anzusehen. Chemische Kontrollverfahren wie Gaschromathographie und Massenspektralanalyse sind sehr aufwendig und für den einzelnen nicht praktikabel. Bleibt also nur das Vertrauen zum Anbieter, von dem man das Öl bezieht.

Darüber hinaus sollte man unbedingt darauf achten, daß das Etikett des gewünschten ätherischen Öles folgende Angaben enthält:

• die offizielle Handelsbezeichnung (den handelsüblichen deutschen und botanischen Namen); die ausschließliche Nennung von Phantasienamen

läßt eher auf Geschäftemacherei als auf seriöse Absichten des Händlers schließen;
- die Angabe, daß es sich um 100% reines ätherisches Öl handelt;
- Anbauweise der zugrundeliegenden Pflanzen. Empfehlenswert sind kbA-Öle, die aus ökologisch orientierter und kontrollierter Landwirtschaft stammen und frei von Pflanzen- und Bodengiften sind. Pflanzenmaterial aus Wildsammlungen garantiert ebenfalls ein qualitativ hochwertiges ätherisches Öl;
- Angaben über die Gewinnung: Wurde das ätherische Öl durch Wasserdampfdestillation, Kaltpressung, Enfleurage oder Extraktion gewonnen?
- Herkunftsland und Erntejahr;
- Adresse des Herstellers.

Einige Pflanzen enthalten keine Öle oder in so geringer Konzentration, daß die Gewinnung ihrer Essenzen zu teuer würde. Wenn diese dennoch zu durchschnittlichen Preisen auf dem Markt angeboten werden, so können Sie sicher sein, daß es sich um synthetisch hergestellte Öle handelt. Betroffen sind hiervon u.a.: Veilchen, Mandelblüte, Pfirsich, Erdbeere, Maiglöckchen, Lilie, Lotus und Flieder.
Wegen ihrer Lichtempfindlichkeit sollten ätherische Öle in Fläschchen aus dunklem Glas abgefüllt sein.

Warnhinweise

- Benutzen Sie nur beste, naturreine ätherische Öle. Synthetisch hergestellte Duftöle haben keine Heilwirkung und können sogar schädlich sein.

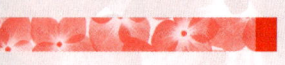

- Bei der Verwendung ätherischer Öle gilt: Weniger ist mehr! Dosieren Sie im Zweifelsfall eher zuwenig als zuviel.
- Ätherische Öle dürfen Säuglingen nicht innerlich zugeführt werden.
- Säuglinge dürfen auch nicht mit ätherischen Ölen eingerieben werden.
- Kinder reagieren empfindlicher auf ätherische Öle als Erwachsene. Ein Drittel der Erwachsenen-Menge reicht aus.
- Folgende ätherische Öle sollten Kindern und Schwangeren nicht verabreicht werden: Basilikum, Beifuß, Bergbohnenkraut, Eisenkraut (äußerlich), Fenchel, Kampfer, Liebstöckel, Macis, Majoran, Minzöle (Kinder), Muskateller Salbei (äußerlich), Muskatnuß, Rosmarin, Thuja, Thymian, Salbei, Vanille (als Badezusatz), Ysop und Zedernholz.
- Folgende ätherische Öle sollten Epileptikern nicht verabreicht werden: Beifuß, Fenchel, Kampfer, Macis, Rosmarin, Salbei, Thuja und Ysop.
- Schleimhäute und Geschlechtsteile sollten nicht mit ätherischen Ölen eingerieben werden.
- Auf der Haut angewandte Zitrusöle erhöhen deren Lichtempfindlichkeit.
- Mischen Sie höchstens drei ätherische Öle miteinander.
- Einige Öle dürfen nicht unverdünnt angewendet werden. Zu ihnen gehören: Grüner Anis, Asant, Basilikum, Bergamotte, Bohnenkraut, Estragon, Ingwer, Koriander, Lemongras, Minze, Muskatnuß, Nelke, Neroli, Oregano, Rose, Salbei, Sassafras, Terpentin, Thuja, Thymian und Zimt.
- Allergiker sollten vor dem direkten Auftragen eines ätherischen Öls auf die Haut einen Verträglichkeitstest machen: Tupfen Sie eine geringe Menge des Öls auf den Unterarm. Rötet sich dort die Haut, sollten Sie auf die Anwendung dieses ätherischen Öls verzichten.
- Benutzen Sie ausschließlich kaltgepreßte pflanzliche Öle als Speise- oder naturkosmetische Basisöle, nicht aber raffinierte oder erhitzte Öle.

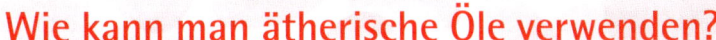

Wie kann man ätherische Öle verwenden?

Ätherische Öle lassen sich auf vielfältige Weise einsetzen. Bevor ich Ihnen einen umfassenden Überblick über Wirkung und Anwendungsbereiche der ätherischen Duftöle gebe, möchte ich zunächst auf die verschiedenen Anwendungsmöglichkeiten hinweisen.

Innere Anwendung

Ätherische Öle haben eine starke Wirkung, wenn sie innerlich, d.h. in Honig oder in Flüssigkeit, eingenommen werden. Abgesehen von der traditionellen Verwendung ätherischer Öle als Würzmittel sollte die innerliche Anwendung jedoch unter fachlicher Anleitung erfolgen, wenn man körperliche Beschwerden gezielt behandeln will.
Beispiele zur inneren Anwendung:

Ölmischung zur Nikotinentwöhnung

Verrühren Sie je 2 Tropfen Sassafras und Salbei und entweder 1 Tropfen Majoran oder Lavendel in einem Teelöffel Akazienhonig, und verlängern Sie mit Pfefferminzsirup. Trinken Sie mehrmals täglich hiervon. Unterstützen können Sie diese Trinkkur, indem Sie regelmäßig Rücken, Bauch und Füße mit unverdünntem Sassafras massieren.

Ölmischung zum Entwässern

Nehmen Sie täglich zwischen den Mahlzeiten je ein halbes Glas Wasser ein, in das je ein Tropfen Wacholder, Zitrone und Geranium gemischt wird. Diese Lösung empfiehlt sich bei Wassersucht sowie Rheuma und unterstützt Sie bei einer Schlankheitskur.

Vor allem über das Geruchszentrum und die Haut können ätherische Öle unser Befinden stark beeinflussen.

Raumaromatisierung

Duftlampen sind mittlerweile beinahe in jedem Haushalt zu finden. In eine kleine Schale gibt man ein paar Tropfen ätherischer Öle, die erhitzt werden, so daß sich deren Duft- und Wirkstoffe in der Raumluft verteilen. Die Duftlampe eignet sich vor allem, wenn man das Raumklima angenehm erfrischen und die Luft parfümieren will. Besonders im Winter hilft die Diffusion bestimmter ätherischer Öle gegen Erkältungskrankheiten. Achten Sie beim Kauf darauf, daß die Duftlampen ausschließlich aus ungiftigen Materialien hergestellt sind.

Mit einem Zerstäuber läßt sich die Zimmerluft deutlich regenerieren. Unangenehme Gerüche in verrauchten Räumen, Eß- und Badezimmern werden gebunden.

Elektrische Verdunster, die im allgemeinen während der Wintermonate benutzt werden, um die Luftfeuchtigkeit in den geheizten Räumen stabil zu halten, eignen sich hervorragend zur Zerstäubung von ätherischen Ölen. In diesen Apparaten werden die ätherischen Öle nicht erhitzt und können somit ihre volle Wirkkraft entfalten.

Eine angenehme Methode, das Raumklima frisch zu halten, besteht darin, getrocknete Blumen in eine Schale zu füllen und mit täglich 3 Tropfen eines ätherischen Öles zu beträufeln.

Wann verwendet man welchen Duft in Räumen?

Wollen Sie sich entspannen, verwenden Sie folgende ätherischen Öle in der Aromalampe:

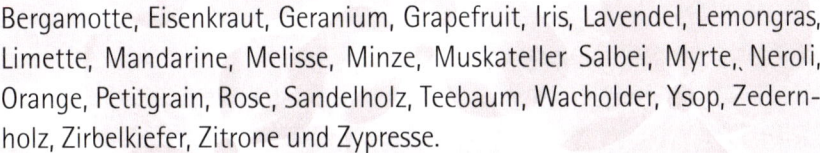

Bergamotte, Eisenkraut, Geranium, Grapefruit, Iris, Lavendel, Lemongras, Limette, Mandarine, Melisse, Minze, Muskateller Salbei, Myrte, Neroli, Orange, Petitgrain, Rose, Sandelholz, Teebaum, Wacholder, Ysop, Zedernholz, Zirbelkiefer, Zitrone und Zypresse.

Im Kinderzimmer empfehle ich:
Clementine, Fenchel, Geranium, Grapefruit, Kamille, Lavendel, Limette, Mandarine, Melisse, Orange, Rose, Rosenholz, Schafgarbe und Zimt.

Im Schlafzimmer verhelfen diese Öle zu einem tiefen und entspannten Schlaf:
Baldrian, Geranium, Lavendel, Melisse, Mimose, Myrte, Neroli, Orange, Petitgrain, Rose, Schafgarbe, Sandelholz und Ylang-Ylang.

Ebenfalls fürs Schlafzimmer, wenn auch mit erregender, aphrodisierender Wirkung, eignen sich:
Asant, Angelikawurzel, Benzoe, Geranium, Jasmin, Kardamom, Karotte, Moschuskörner, Muskateller Salbei, Muskat, Myrrhe, Neroli, Patschouli, Rose, Sandelholz, Tuberose, Vanille, Vetiver, Weihrauch, Ylang-Ylang, Zedernholz, Zimt und Zypresse.

Im Arbeitszimmer erhält man eine geistig anregende, die Konzentration fördernde Raumatmosphäre mit folgenden Ölen:
Bergbohnenkraut, Clementine, Eisenkraut, Gingergras, Grapefruit, Ingwer, Lemongras, Limette, Mandarine, Melisse, Minze, Muskateller Salbei, Myrte, Orange, Rosmarin, Thymian, Ysop, Wacholder, Zedernholz, Zitrone und Zirbelkiefer.

Zu den Meditationsölen zählen:
Lavendel, Myrrhe, Myrte, Muskateller Salbei, Narde, Salbei, Sandelholz, Wacholder, Weihrauch, Ysop und Zedernholz.

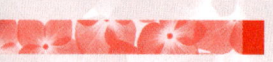
Als Insektenrepellent eignen sich:
Basilikum, Eugenol, Eukalyptus, Geranium, Gingergras, Lavendel, Minze, Nelke, Pimentbeere, Teebaum, Vetiver, Zedernholz, Zirbelkiefer und Zitrone.

Gegen Zigarettenrauch gehen Sie mit diesen Ölen energisch vor:
Bergamotte, Lavendel, Lemongras, Myrte, Neroli, Salbei, Sassafras, Teebaum, Wacholder, Ysop, Zirbelkiefer und Zitrone.

Inhalationen, Saunaaufguß

Bei der trockenen Inhalation gibt man mehrmals täglich einige Tropfen auf ein Taschentuch, hält dies vor die Nase und atmet tief ein.
Man kann das ätherische Öl auch auf die Bettwäsche tropfen. Lavendel auf dem Kopfkissen verhilft zu tiefem Schlaf, Teebaum hält Mücken und andere Insekten fern.

Trockene Inhalation gegen Erkältung

2 Tropfen Eukalyptus und je 1 Tropfen Minze und Teebaum. Am besten stellen Sie eine Mischung in zehnfacher Dosierung her und geben davon jedes Mal wenige Tropfen auf das Taschentuch.

Bei der feuchten Inhalation werden einige Tropfen ätherischen Öls in eine Schüssel mit 1 bis 2 Liter heißem Wasser geträufelt. Halten Sie den Kopf zehn Minuten lang unter einem Handtuch in den aufsteigenden Dampf, und atmen Sie tief ein. Diese Methode eignet sich bei allen akuten Infekten wie Schnupfen, Grippe, Stirnhöhlenvereiterungen u.ä. und wird vor-

zugsweise mit Eukalyptus, Kamille, Kiefernnadel, Thymian, Minze, Myrte, Salbei, Teebaum, Wacholder, Zirbelkiefer und Zeder durchgeführt.

Kopfdampfbad bei Stirnhöhlenvereiterung

Geben Sie 10 Tropfen Teebaum und je 2 Tropfen Kamille und Thymian auf 1 Liter heißes Wasser. Halten Sie den Kopf in den Wasserdampf, bis Ihnen Nase und Augen und der Schweiß aus allen Poren laufen. Halten Sie möglichst lange aus, und wiederholen Sie das Kopfbad alle zwei Stunden.

Eine intensive Form der Inhalation erfahren Sie in der Sauna durch einen speziell mit ätherischen Ölen angereicherten Saunaaufguß. Wegen des niedrigen Flammpunktes der Öle sollte dieser nicht pur auf den heißen Saunastein gegossen werden.

Finnischer Saunaaufguß

Mischen Sie in einem Fläschchen aus dunkel getöntem Glas 30 Tropfen Eukalyptus oder Kiefernnadel und je 20 Tropfen Eisenkraut und Zitrone. Schütteln Sie die Mischung, und lassen Sie sie zwei Wochen ziehen. Geben Sie davon 5 Tropfen auf eine Kelle Wasser, und gießen Sie diese über den Saunaofen.

Badezusätze

Durch ätherisches Öl im Bad kann der Körper über seine gesamte Haut sehr intensive Wirkungen erfahren. Mit einem Bad können Sie sich beleben oder entspannen, wärmen oder Erkältungen vorbeugen, und Sie können sich auf eine Liebesnacht vorbereiten.

Da ätherisches Öl nicht wasserlöslich ist, brauchen Sie einen Emulgator, d.h. einen Stoff, der Öl mit Wasser verbindet. Als natürliche Emulgatoren bieten sich Honig, Sahne und Milch an, die zudem sehr hautpflegend sind. Verrühren Sie 10 bis 20 Tropfen ätherisches Öl mit 1 Eßlöffel flüssigem Honig oder 2 bis 3 Eßlöffeln Sahne oder Milch, und fügen Sie diese Mischung Ihrem Badewasser hinzu.

Wärmendes Bad nach einem Rodelausflug

Mischen Sie je 5 Tropfen Salbei, Rosmarin und Thymian und je 2 Tropfen Zypresse und Jasmin mit einem Emulgator. Geben Sie diese Mischung in ein heißes Vollbad, und lassen Sie sich gründlich einheizen.

Erfrischungsbad

Nach einem anstrengenden Tag möchten Sie noch nicht sofort ins Bett gehen, sondern sich noch einmal aufraffen, mit Freunden auszugehen. Erfrischen Sie sich mit einem nicht zu warmen Bad, in das Sie je 5 Tropfen Bergamotte, Rosmarin und Zitrone geben – und Sie werden einen vergnügten Abend erleben.

Bei Teilbädern braucht man entsprechend weniger ätherisches Öl. Warmen Fußbädern setzt man in einem Teelöffel Sahne oder Honig emulgierte 2 bis 3 Tropfen Öl zu, beispielsweise Teebaum gegen Fußpilz und -schweiß. Bei einem Sitzbad löst man 8 bis 10 emulgierte Tropfen in drei Liter lauwarmem Wasser auf, z.B. je 2 Tropfen Teebaum und Lavendel und 4 Tropfen Zypresse gegen Hämorrhoiden.

Körper-, Gesichts- und Massageöle

Ihr eigenes Öl für Gesicht und Körper sowie für spezielle Massagen können Sie sich ganz nach Ihren Bedürfnissen mischen. Dazu benötigen Sie ein pflanzliches Basisöl wie Weizenkeim-, Mandel-, Jojobaöl (siehe Kapitel „Pflanzenöle"), beziehungsweise Mischungen dieser Öle. Geben Sie auf 100 ml Basisöl zwischen 20 und 40 Tropfen eines oder mehrerer ätherischer Öle. Wählen Sie anhand der Darstellung in diesem Buch (siehe Kapitel „Welches Öl für welchen Hauttyp?") das Ihrem Hauttyp entsprechende Basisöl aus. Die essentiellen Zusätze richten sich nach Ihren gesundheitlichen oder stimmungsmäßigen Wünschen.

Massageöl gegen Muskelverkrampfung

Mischen Sie 100 ml von je einem Drittel Arnika-, Johanniskraut- und Aloe-Vera-Basisöl, und fügen Sie je 10 Tropfen Teebaum, Wacholder oder Zitrone und Eisenkraut hinzu.

Kompressen, Masken, Kosmetika

Kompressen sind ein traditionelles Heilmittel und werden kalt und warm vorgenommen. Man gibt zwischen 5 und 10 Tropfen ätherisches Öl, das man in etwas Honig oder Milch emulgiert hat, auf 1 bis 2 Liter Wasser und tränkt darin ein Handtuch, das man ausgewrungen auf die betroffenen Körperstellen legt.
Kalte Kompressen senken Fieber und helfen gegen Kopfschmerzen.
Heiße Kompressen wirken entspannend bei Muskelkrämpfen oder Bauchschmerzen.

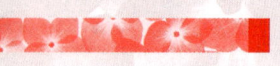

Warme Kompressen auf Augen oder das gesamte Gesicht wirken vitalisierend und stärkend.

Wadenwickel bei Fieber

Tauchen Sie den Wickelstoff in mit je 2 Tropfen Lavendel, Melisse und Petitgrain versetztes kaltes Wasser. Erneuern Sie die Kompresse, sobald sie Körpertemperatur erreicht hat.

Kompresse zur Klärung der Gesichtshaut

Emulgieren Sie je 3 Tropfen Geranium, Kamille und Rosenholz in 1 Eßlöffel Honig, und vermischen Sie diese Essenzen in $1/2$ Liter warmem Wasser. Unterstützen Sie die entspannende und klärende Wirkung dieser Kompresse, indem Sie sich dabei 15 Minuten hinlegen.

Gesichtsmasken entschlacken und entgiften die Haut, weshalb man sie regelmäßig ein- oder zweiwöchentlich machen sollte. Dabei mischt man die mineralreiche grüne Heilerde mit flüssigen Zutaten wie Wasser, Pflanzenöl, Aquarôme (das während der Destillation benutzte Wasser, in dem Spuren der Heilpflanze, z.B. von Kamille oder Rose, enthalten sind), Joghurt und einigen Tropfen ätherischen Öls. Die Packung wird vom Haaransatz aus im Gesicht aufgetragen, wobei man die Augen ausspart, und nach 15 Minuten mit kaltem Wasser abgewaschen.

Gesichtsmaske für fettige Haut

Rühren Sie 1 Eßlöffel grüner Heilerde mit 2 Eßlöffeln Kamillen-Aquarôme und 1 Teelöffel Jojobaöl an, und geben Sie je 3 Tropfen Teebaum und Zitrone hinzu.

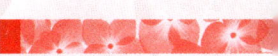

Gesichtsmaske gegen Falten

Vermischen Sie 3 Eßlöffel flüssigen Honig mit 1 Teelöffel Weizenkeimöl und 5 Tropfen Rosmarin, und lassen Sie die Maske 10 Minuten einwirken, bevor Sie sie mit lauwarmem Wasser abspülen.

Natürlich eignen sich ätherische und pflanzliche Öle als Zusatzmittel zu einer Reihe von kosmetischen Produkten, wie Parfüms, Cremes, Körper- und Reinigungsmilch, Gesichtswasser, Aftershaves und diverse Haarpflegemittel, die ausführlich im Kapitel „Schönheit durch Öle" dargestellt sind. Sogar in der Tiermedizin finden Öle einen therapeutisch wertvollen Einsatz, wie zum Beispiel Schwarzkümmel und Teebaum gegen Zecken, zur Fellpflege und gegen Wunden bei kleinen Haustieren, Pferden und Rindern.

Wichtige ätherische Duftöle und ihre Anwendung

Auf den folgenden Seiten finden Sie eine Übersicht über die wichtigsten ätherischen Duftöle in alphabetischer Reihenfolge.
In der zweiten Tabellenspalte ist ihre Wirkung und in der dritten die Anwendungsart beschrieben.

Angelikawurzel (Engelswurz) *Angelica archangelica*	schleimlösend, entzündungshemmend, antiseptisch, abwehrstärkend, verdauungsfördernd, harmonisierend, motivierend, erdend, stabilisierend	Raumaromatisierung, Massageöl, Salbe, Badezusatz
Anis *Pimpinella anisum*	krampf- und schleimlösend, verdauungsanregend, belebend	Raumaromatisierung, Parfüm-, Deodorantzusatz,Massageöl,Küche
Asant *Ferula assa foetida*	(nur in kleinsten Mengen und stark verdünnt benutzen!) harmonisierend, beruhigend, erotisierend, verdauungsanregend, blutdrucksenkend, angstlösend	Raumaromatisierung, Massageöl, Badezusatz
Baldrian *Valeriana officinalis*	entspannend, schlaffördernd, beruhigend, angstlösend	Massageöl, Badezusatz, innere Anwendung, Tiermedizin (1 Tropfen in Trinkwasser von Haustieren zur Beruhigung – außer bei Katzen), Raumaromatisierung
Balsamterpentin *Pinus halepensis*	schleimlösend, antiseptisch	Raumaromatisierung, Massageöl, Salbe
Basilikum *Ocimum basilicum*	(für Schwangere ungeeignet!) aufmunternd, angst- und krampflösend, kräftigend, appetitanregend, konzentrationsfördernd, darmreinigend, schlaffördernd, erotisierend, Insektenrepellent,	Raumaromatisierung, Massageöl, Gewürz, Kompresse
Bay *Pimenta racemosa*	(für Aromatherapie ungeeignet) durchblutungsfördernd, wärmend, anregend, nervenstärkend, energetisierend	Parfüm,Fingernagelpflege, Haarwasser, Badezusatz, Küche
Beifuß (Wilder Wermut)	(nicht innerlich anwenden; für Schwangere,	Raumaromatisierung,

36

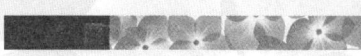

Artemisia vulgaris	Kinder und Epileptiker ungeeignet!) desinfizierend, appetitanregend, erfrischend, konzentrationsstärkend, wärmend, menstruationsfördernd	Massageöl, Badezusatz
Benzoe *Styrax benzoin, tonkinense*	entzündungshemmend, schleimlösend, aufmunternd, beruhigend, stabilisierend, entspannend	Raumaromatisierung, Konservierungsmittel für selbst hergestellte Kosmetika, Salbe, Badezusatz
Bergamotte *Citrus aurantium*	antiseptisch, entspannend, entzündungsmildernd, angst- und krampflösend, wurmtreibend, gefühlsstabilisierend, wundheilend	Raumaromatisierung, Parfüm, Einnahme der Tropfen, Entspannender Duftzusatz in Deodorants u.ä., Kompresse, Hautöl, Mundwasser, Gewürzaroma
Bergbohnenkraut *Satureja montana*	(für Schwangere ungeeignet!) antidepressiv, entzündungshemmend, erotisierend, fungizid (pilztötend), antibakteriell, krampfstillend, energetisierend	Raumaromatisierung, Körperöl, Kompresse, Sitzbad, Küche
Birkenrinde *Betula lenta*	juckreizlindernd, wundheilend, desinfizierend, harmonisierend, antiseptisch, stärkend	Raumaromatisierung, Kompresse, pur auf die Haut auftragen
Birke *Betula lenta*	(nicht innerlich anwenden!) stabilisierend, aufmunternd, kräftigend, wärmend, durchblutungsfördernd, schmerzlindernd, anregend, konzentrationsfördernd, angstlösend	Raumaromatisierung, Parfüm, Massageöl, Haarspülung, Kompresse, Voll- und Fußbad
Blutorange *Citrus aurantium*	entspannend, harmonisierend, erfrischend, nervenstärkend, geruchsbeseitigend	Raumaromatisierung,Orangenwasser, Badezusatz, Massageöl, Gewürzaroma in Erfrischungsgetränken u.ä., Duftöl in den Spülgang der Waschmaschine

Bohnenkraut *Satureia hortensis, montana*	sexuell stimulierend, erfrischend, antiseptisch, fungizid, antibakteriell, wundheilend	Raumaromatisierung, innere Anwendung, Massageöle, Badezusatz, Hydrolat, Küche
Cajeput *Melaleuca leucadendron*	stark antiseptisch, schleimlösend, erkältungshemmend, schmerzstillend, krampflösend	Raumaromatisierung, Massageöl, innere Anwendung, Cremes, Salben, Saunaaufguß
Cananga *Cananga odorata*	sexuell anregend und stärkend, entspannend, stabilisierend, krampflösend, blutdrucksenkend	Innere Anwendung, Parfümzusatz, Massageöl, Badezusatz
Citronella *Cymbopogon nardus*	antiseptisch, entzündungshemmend, antiviral, stabilisierend, desodorierend, entspannend; Insektenrepellent	Raumaromatisierung, Parfüm, innere Anwendung, Massageöl
Clementine *Citrus clementina*	aufmunternd, harmonisierend, entspannend, beruhigend	Raumaromatisierung, Massageöl, Duftzusatz in Salben, Cremes u.ä., Gewürzzusatz in Kuchen, Pudding u.ä.
Dill *Anethum graveolens*	beruhigend, entspannend, krampfstillend, sexuell dämpfend, erwärmend; hilft gegen Übelkeit	Raumaromatisierung, Massageöl, Gewürz
Edeltanne *Abies alba*	desinfizierend, schleimlösend, aufmunternd	Raumaromatisierung, Saunaaufguß, Massageöl, Erkältungsbad
Eisenkraut *Verbena officinalis*	(für Schwangere ungeeignet!) harmonisierend, stärkend, konzentrations- und kreativitätsfördernd, wehenunterstützend, erfrischend	Raumaromatisierung, Parfümzusatz, Duftzusatz in Massage-, Körperöl u.ä., Badezusatz

Estragon *Artemisia dracununculus*	krampflösend, appetit-, durchblutungs- und verdauungsanregend, stimulierend, immunstärkend	Raumaromatisierung, innere Anwendung, Massageöl, Würzmittel
Eugenol *Syzygium aromaticum*	konzentrationsfördernd, stimulierend, antiseptisch, desinfizierend	Raumaromatisierung, Mund- und Halsspülung, Massageöl
Eukalyptus *Eucalyptus globulus*	antiseptisch, schleim- und krampflösend, blutzuckersenkend, konzentrationsfördernd	Raumaromatisierung, Zusatz zu Massage-, Körperölen, Salben u.ä.
Fenchel *Foeniculum vulgare*	(für Kinder und Epileptiker innere Anwendung der Essenz ungeeignet!) beruhigend, milchbildend, geburtserleichternd, krampf- und schleimlösend, antibakteriell, blähungswidrig	Raumaromatisierung, innere Anwendung, Massageöl, Kompressen, Würzmittel
Fichtennadel *Picea abies*	desinfizierend, energetisierend, abwehrstärkend, durchblutungsfördernd, klärend	Raumaromatisierung, Massageöl, Badezusatz, Saunaaufguß
Galbanum *Ferula galbaniflua*	(bedeutendes Meditationsöl) entspannend, schleim- und krampflösend, stabilisierend, beruhigend, entzündungshemmend	Raumaromatisierung, Massageöl, Bade- und Hautölzusatz, Parfümnote, Kompressen
Geranium *Pelargonium graveolens*	beruhigend, aufmunternd, antidepressiv, schmerzlindernd, adstringierend, wundheilend, kommunikationsfördernd; Insektenrepellent	Raumaromatisierung, innere Anwendung, Mundspülung, Zusatz in Gesichtsmasken, Haut-, Massage-, Badeölen
Gingergras *Cymbopogon martinii*	beruhigend, stabilisierend, krampflösend, schmerzstillend, antiseptisch; Insektenrepellent	Raumaromatisierung, Parfümzusatz, Massageöl

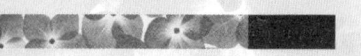

Grapefruit *Citrus decumana*	antidepressiv, anregend, stärkend, erfrischend	Raumaromatisierung, Massageöl, Zusatz zu Parfüm, Rasier- und Gesichtswasser, Würzmittel
Hopfen *Humulus lupulus*	stark beruhigend, entspannend, schlafför- dernd, die männliche Libido dämpfend, schleimlösend	Raumaromatisierung, Badezusatz, Massageöl
Immortelle *Helichrysum angustifolium*	entzündungshemmend, schleim- und krampflösend, anregend, wärmend	Raumaromatisierung, Massageöl, Kompressen, Parfümzusatz
Ingwer *Zingiber officinale*	anregend, spannkraft- und potenzsteigernd, antiseptisch, entspannend, erwärmend, ent- zündungshemmend	Raumaromatisierung, innere Anwendung, Massageöl, Würzmittel
Iris *Iris pallida, florentina, germanica*	entkrampfend, angstlösend, harmonisierend bei psychischen Blockaden, inspirierend, kreativitätsfördernd	Raumaromatisierung, Parfümzusatz, Zusatz in Massage-, Haut-, Ba- deölen u.ä.
Jasmin *Jasminum officinale, grandiflorum, sambac*	krampflösend, wärmend, harmonisierend, psychisch öffnend, entspannend, sexuell stimulierend	Raumaromatisierung, edler Zusatz zu Parfüms, Gesichtswasser und -cremes, Kompressen, Massageöle
Johanniskraut *Hypericum perforatum*	(ätherisches Öl nicht innerlich anwenden) beruhigend, entzündungshemmend, desinfi- zierend, harmonisierend, aufmunternd, ner- venstärkend	Raumaromatisierung, Haut- und Massageöle, Badezusatz
Kalmus *Acorus calamus*	(wegen stark sedierender Wirkung nur unter fachkundlicher Anleitung anwenden) appe- titanregend, fiebersenkend, kreislauf- und magenstärkend, krampflösend	Raumaromatisierung, innere Anwendung, Massageöl, Badezusatz

Kamille *Matricaria chamomilla,* *discoidea;* *Anthemis nobilis*	beruhigend, krampflösend, schmerzlindernd, entzündungshemmend, wundheilend, antiseptisch, aufmunternd	Raumaromatisierung, innere Anwendung, Badezusatz im Dampf-, Voll-, Sitzbad, Kompressen, Hautcremes, Salben, Shampoo
Kampfer *Cinnamomum camphora*	(nicht für Schwangere, Kinder, Epileptiker und bei Bluthochdruck geeignet!) antiseptisch, desinfizierend, krampflösend, blutdrucksteigernd, nervenstärkend, aufmunternd	Raumaromatisierung, Badezusatz
Kardamom *Elettaria cardamomum*	kräftigend, appetitsteigernd, antiseptisch, stimulierend, geruchsbindend	Raumaromatisierung, innere Anwendung, Mundwasser, Würzmittel
Karotte *Daucus carotta*	appetitsteigernd, entspannend, krampflösend, stärkend, milchbildend, hautstraffend	Raumaromatisierung, innere Anwendung, Kompressen, Zusatz zu Gesichts- und Sonnenölen
Kiefer *Pinus sylvestris, siberica*	antiseptisch, schleimlösend, desinfizierend, abwehrstärkend, aufmunternd, luftreinigend	Raumaromatisierung, Massageöl, Badezusatz, Saunaaufguß
Knoblauch *Allium sativum*	antiseptisch, abwehrstärkend, blutdrucksenkend, kreislaufstabilisierend, aphrodisierend, gefäßerweiternd	Raumaromatisierung, innere Anwendung, Würzmittel
Koriander *Coriandrum sativum*	entspannend, stabilisierend, aphrodisierend, spannkrafterhöhend, gedächtnisunterstützend, erfrischend	Raumaromatisierung, Massageöl, Kosmetikzusatz, Würzmittel
Kreuzkümmel *Cuminum cyminum*	appetitstärkend, verdauungsfördernd, blähungswidrig, stabilisierend, aphrodisierend	Raumaromatisierung, Massageöl, innere Anwendung, Würzmittel

41

Kümmel *Carum carvi*	aufmunternd, anregend, wärmend, aphrodi-sierend, appetitstärkend, milchbildend, blähungswidrig, darmregulierend, vitalisierend	Raumaromatisierung, innere Anwendung, Parfümzusatz, Würz-mittel
Lärche *Larix decidua*	bronchienentspannend, schleimlösend, har-monisierend, durchblutungsanregend	Raumaromatisierung, Massageöl, Kompressen, Badezusatz, Saunaauf-guß
Latschenkiefer *Pinus mugo*	atmungsvertiefend, schleim- und keimtö-tend, luftreinigend, abwehrstärkend, beruhi-gend, krampflösend	Raumaromatisierung, Massageöl, Saunaauf-guß, Badezusatz
Lavandin *Lavandula hybrida*	siehe *Lavendel* (wirkt jedoch schwächer)	siehe *Lavendel* (vorwiegend im Haus-halt, da preisgünstig)
Lavendel *Lavendula officinalis*	abwehrstärkend, wärmend, aufmunternd, stabilisierend, herz- und nervenstärkend, be-ruhigend, wundheilend, antiseptisch, revita-lisierend; Insektenrepellent	Raumaromatisierung, innere und äußere An-wendung, Zusatz in Kos-metik, Cremes und Sal-ben, Zusatz in Massage-, Hautölen, Badezusatz
Lemongras *Cymbopogon citratus, flexuosus*	energetisierend, aufmunternd, erfrischend, konzentrationssteigernd, ansteckungshem-mend, antiseptisch, luftreinigend	Raumaromatisierung, Massageöl, Duftzusatz in Kosmetika
Limette *Citrus aurantiifolia*	entspannend, harmonisierend, aufmunternd, aphrodisierend, stabilisierend, energetisie-rend, antiseptisch	Raumaromatisierung, Zusatz in Massage- und Hautölen, Parfümzusatz, Würzmittel
Linaloe *Bursera delpechiana*	entspannend, aufmunternd, stabilisierend, beruhigend	Raumaromatisierung, Parfüm-, Massageöl-, Hautöl-, Badezusatz

Lorbeerblätter *Laurus nobilis*	(Allergietest!) psychisch stabilisierend, beruhigend, wärmend, desinfizierend, luftreinigend	Raumaromatisierung, Küche, Massage- und Hautölzusatz
Macisblüten *Myristica fragrans*	(nur nach therapeutischem Rat anwenden; für Schwangere, Epileptiker und Kleinkinder ungeeignet!) aufmunternd, energetisierend, kreislaufregulierend, schmerzlindernd, inspirierend	Raumaromatisierung, Zusatz in herben Parfüms, Massageöl
Majoran *Majorana hortensis*	krampflösend, beruhigend, entkrampfend, sedierend, entspannend, antiseptisch, blutdrucksenkend, desinfizierend, fäulnisverhindernd, aufmunternd, stabilisierend	Raumaromatisierung, innere Anwendung, Haut- und Massageöle, Körpermilch, Badezusatz, Saunaaufguß
Mandarine *Citrus madurensis*	aufmunternd, stabilisierend, inspirierend, antidepressiv, beruhigend, angstauflösend (Kinder)	Raumaromatisierung, Massage- und Hautöle, Badezusatz, Würzmittel
Mastix-Pistazie *Pistacia lentiscus*	antiseptisch, schleimlösend, blutdrucksenkend, stabilisierend, beruhigend, stimulierend, kräftigend, hautreinigend	Raumaromatisierung, Fixativ in der Kosmetik, Kompressen, Gesichts- und Körperöle
Melisse *Melissa officinalis*	aufmunternd, inspirierend, beruhigend, stärkend, reinigend, blähungswidrig, keimtötend, verdauungsfördernd, schweißtreibend, schmerzlindernd, blutdrucksenkend	Raumaromatisierung, innere Anwendung, Kompressen, Zusatz in Gesichtsmasken und -wasser, Badezusatz
Mimose *Acacia dealbata*	blutreinigend, entzündungshemmend, stabilisierend, wärmend, aufmunternd, aphrodisierend	Raumaromatisierung, Parfümzusatz, Massageöl, Badezusatz

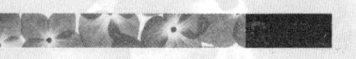
Minze *Mentha arvensis*	(vorsichtig dosieren bei Kleinkindern; nicht während homöopathischer Behandlung) anregend, erfrischend, kühlend, spannkraft-erhöhend, energetisierend, gedächtnis- und konzentrationsstärkend, antiseptisch, schmerzlindernd	Raumaromatisierung, innere Anwendung, Zusatz in Bädern, Ölen, Salben u.ä
Moschuskörner *Abelmoschus moschatus*	stark aphrodisierend, wärmend, anregend, besänftigend, entspannend, aufmunternd	Raumaromatisierung, Zusatz in Parfüms, Massage-, Hautölen Badezusatz
Muskateller Salbei *Salvia sclarera*	(ungeeignet für Schwangere) beruhigend, nervenstärkend, blutdrucksenkend, ent-krampfend, antiseptisch, entzündungshem-mend, aufmunternd, inspirierend	Raumaromatisierung, Massageöl, Küche
Muskat *Myristica fragrans*	(ungeeignet für Schwangere und Kinder!) aufmunternd, energetisierend, konzentrati-ons- und traumfördernd, entkrampfend, an-tiseptisch, gehirn- und kreislaufanregend	Raumaromatisierung, Duftzusatz in kosmeti-schen Produkten, Massageöl, Würzmittel
Myrrhe *Commiphora abyssinica*	aufmunternd, stimulierend, stabilisierend, inspirierend, wärmend, antiseptisch, beruhi-gend, entzündungshemmend, desinfizierend, schleimlösend	Raumaromatisierung, Mund- und Halsspülung, Haut- und Gesichtsöl
Myrte *Myrtus communis*	stabilisierend, stärkend, inspirierend, angst-lösend, entzündungshemmend, antiseptisch, schleimlösend	Raumaromatisierung, innere Anwendung, Gesichtswasser, Bade-zusatz, Zusatz in Haut-ölen und Salben, Kompressen
Narde *Nardostachys jatamansi*	kräftigend, magen- und nervenstärkend, ab-wehrsteigernd, entspannend, krampflösend, anregend	Raumaromatisierung, Körperöl, Zusatz in Sal-ben, Masken u.ä.

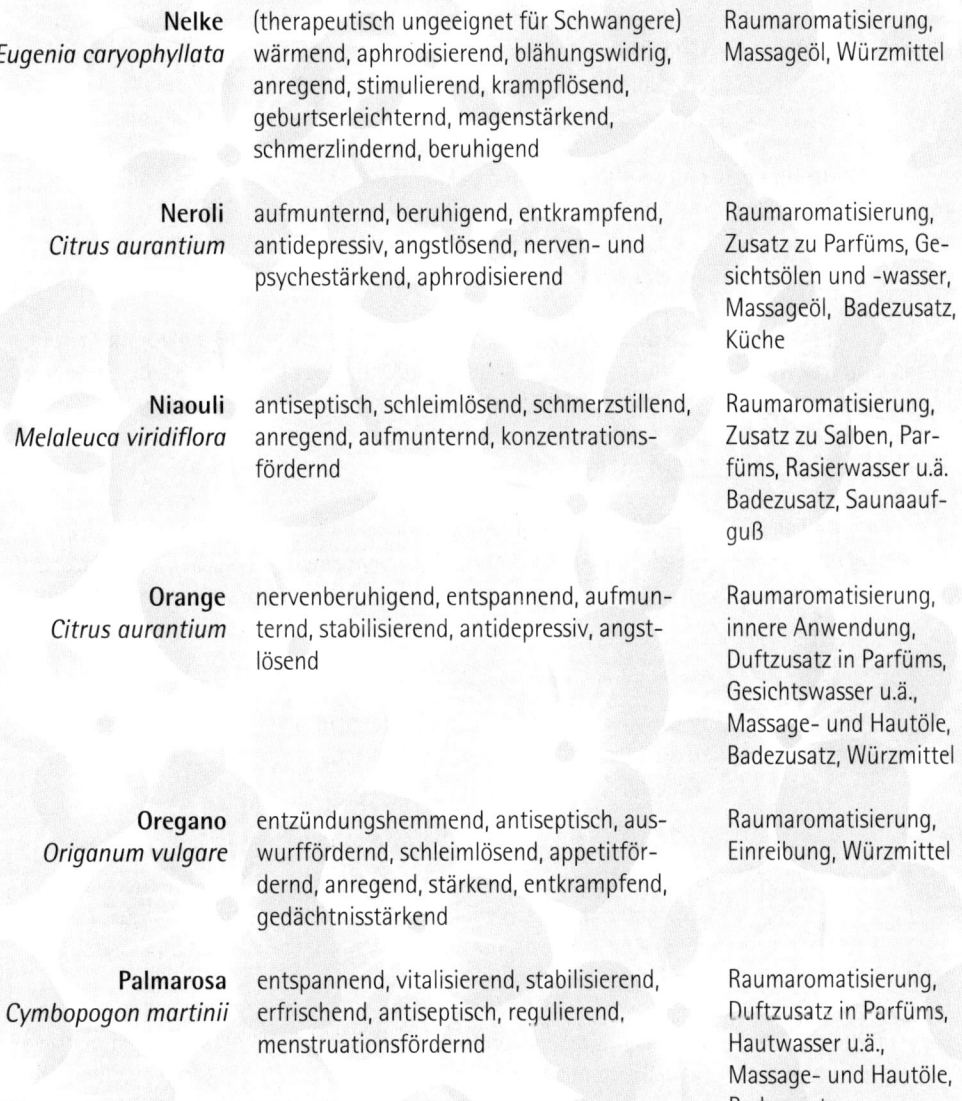

Nelke *Eugenia caryophyllata*	(therapeutisch ungeeignet für Schwangere) wärmend, aphrodisierend, blähungswidrig, anregend, stimulierend, krampflösend, geburtserleichternd, magenstärkend, schmerzlindernd, beruhigend	Raumaromatisierung, Massageöl, Würzmittel
Neroli *Citrus aurantium*	aufmunternd, beruhigend, entkrampfend, antidepressiv, angstlösend, nerven- und psychestärkend, aphrodisierend	Raumaromatisierung, Zusatz zu Parfüms, Gesichtsölen und -wasser, Massageöl, Badezusatz, Küche
Niaouli *Melaleuca viridiflora*	antiseptisch, schleimlösend, schmerzstillend, anregend, aufmunternd, konzentrationsfördernd	Raumaromatisierung, Zusatz zu Salben, Parfüms, Rasierwasser u.ä. Badezusatz, Saunaaufguß
Orange *Citrus aurantium*	nervenberuhigend, entspannend, aufmunternd, stabilisierend, antidepressiv, angstlösend	Raumaromatisierung, innere Anwendung, Duftzusatz in Parfüms, Gesichtswasser u.ä., Massage- und Hautöle, Badezusatz, Würzmittel
Oregano *Origanum vulgare*	entzündungshemmend, antiseptisch, auswurffördernd, schleimlösend, appetitfördernd, anregend, stärkend, entkrampfend, gedächtnisstärkend	Raumaromatisierung, Einreibung, Würzmittel
Palmarosa *Cymbopogon martinii*	entspannend, vitalisierend, stabilisierend, erfrischend, antiseptisch, regulierend, menstruationsfördernd	Raumaromatisierung, Duftzusatz in Parfüms, Hautwasser u.ä., Massage- und Hautöle, Badezusatz

Patchouli *Pogostemon patchouli*	aphrodisierend, stimulierend, aufmunternd, vitalisierend, tonisierend, antiseptisch, entzündungshemmend, luftreinigend; Mottenrepellent	Raumaromatisierung, Fixativ in Parfüms, Badezusatz, Massage- und Hautöle
Perubalsam (Indianischer Wundbalsam) *Myroxylon balsamum*	(vorsichtige Dosierung bei Kindern) wärmend, aufmunternd, stabilisierend, beruhigend, schleimlösend, entkrampfend, desinfizierend, wundheilend	Raumaromatisierung, Zusatz und Fixativ in Parfüms und Salben, Hautöl
Petersilie *Petroselinum sativum*	(therapeutisch nur unter fachkundiger Überwachung; für Schwangere ungeeignet) entspannend, kräftigend, verdauungsfördernd, schleimlösend, konzentrationsfördernd	Raumaromatisierung, Massageöl, Salbe, Würzmittel
Petitgrain *Citrus aurantium*	entspannend, stabilisierend, erfrischend, nervenstärkend, aufmunternd, inspirierend	Raumaromatisierung, Zusatz in Parfüms, Gesichts- und Haarwassern, Badezusatz, Körperöle
Pfeffer *Piper nigrum*	antiseptisch, erwärmend, tonisierend, inspirierend, aphrodisierend, konzentrationsfördernd	Raumaromatisierung, Massageöl, Würzmittel
Pfefferminze *Mentha piperita*	(für Kleinkinder ungeeignet) erfrischend, stimulierend, nerven- und abwehrstärkend, schmerzlindernd, schleimlösend, fiebersenkend, kühlend, konzentrationsstärkend, entzündungshemmend	Raumaromatisierung, innere Anwendung, Saunaaufguß, Kompressen, Würzmittel
Pimentbeeren *Pimenta dioica*	wärmend, stärkend, entkrampfend, entspannend, konzentrationssteigernd, antiseptisch, kreislaufanregend; Insektenrepellent	Raumaromatisierung, Massageöl, Würzmittel

Pinie *Pinus sylvestris*	entspannend, lufterfrischend, schleimlösend, desinfizierend, durchblutend	Raumaromatisierung, holzig-harziger Duftzusatz in desinfizierenden Kosmetika, Massageöl,Saunaaufguß, Badezusatz
Rose *Rosa damascena*	(Vorsicht bei innerer Anwendung!) entzündungshemmend, hautreinigend, antiseptisch, gewebe- und zellregenerierend, hormonregulierend, aufmunternd, angstlösend, fiebersenkend, blutstillend, aphrodisierend, harmonisierend	Raumaromatisierung, edler Duftzusatz in Parfüms, Kosmetika, Massageöl, Badezusatz Küche
Rosenholz *Aniba rosaeodora*	antiseptisch, gewebestärkend und -regenerierend, hautreinigend, verdauungsanregend, hormonregulierend, selbstsicherheitstärkend, wärmend, entspannend, anregend	Raumaromatisierung, Zusatz in Parfüms, Rasierwasser u.ä., Massageöl
Rosmarin *Rosmarinus officinalis*	(ungeeignet für Schwangere, Kleinkinder, Epileptiker, bei Bluthochdruck) energetisierend, nerven-, kreislauf-, potenzstärkend, erfrischend, spannkrafterhöhend, zellregenerierend, hautreinigend, wundheilend, desinfizierend	Raumaromatisierung, innere Anwendung, Zusatz in Cremes, Reinigungs-, Gesichtswasser, Haarshampoo u.ä., Massageöl, Badezusatz Würzmittel
Salbei *Salvia officinalis*	(ungeeignet für Schwangere, Stillende, Epileptiker, bei Bluthochdruck) stärkend, abwehr- und blutdrucksteigernd, keimtötend, entzündungshemmend, schweißhemmend, ausgleichend, durchblutungsfördernd	Raumaromatisierung, innere Anwendung, Massageöl, Haarwasser, Würzmittel
Sandelholz *Santalum album*	(ungeeignet für Schwangere, bei Nierenproblemen) antiseptisch, gewebestärkend, desinfizierend, aufmunternd, euphorisierend, stimulierend, aphrodisisch, potenzsteigernd, angstlösend, schleimlösend	Raumaromatisierung, Duftzusatz in Parfüms, Rasierwassern u.ä., Gesichts- und Massageöl, Salben, Badezusatz

47

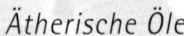

Sassafras *Sassafras officinalis*	(ungeignet für Schwangere und Kinder; gering dosieren!) schweißtreibend, schmerzlindernd, abschwellend, keimtötend, harntreibend, desinfizierend, kräftigend, erdend, hilft gegen Nikotinsucht	Raumaromatisierung, Massageöl, innere Anwendung, Aftershave, Rasierwasser
Schafgarbe *Achillea millefolium*	entzündungshemmend, schleimlösend (Nasennebenhöhlen), schmerzstillend, aufmunternd, kräftigend, schlaffördernd	Raumaromatisierung, Haut- und Massageöl, Gesichtscreme, Salben, Kompressen, Haarshampoo, Badezusatz
Sellerie *Apium graveolens*	stabilisierend, inspirierend, aphrodisierend, aufmunternd, konzentrationsfördernd, nervenstärkend, blutreinigend, harntreibend, stoffwechselanregend	Raumaromatisierung, innere Anwendung, Würzmittel
Speiklavendel *Lavandula latifolia*	kreislaufstabilisierend, beruhigend, stärkend, entkrampfend, wundheilend, entzündungshemmend, besänftigend, antidepressiv	Raumaromatisierung, Massageöl, Kompressen, Badezusatz
Sternanis *Illicium verum*	(vorsichtig dosieren; nicht kaltstellen!) wärmend, krampflösend, blähungswidrig, milchbildend, schlaffördernd, anregend, verdauungsfördernd	Raumaromatisierung, innere Anwendung, Würzmittel
Teebaum, Tea-Tree *Melaleuca alternifolia*	antiseptisch, antiviral, antibakteriell, keimtötend, abwehrsteigernd, giftneutralisierend, wundheilend, schleimlösend	Raumaromatisierung, Körper- und Massageöl, Salben, Zusatz in Seifen, Zahncremes, Shampoo, Bädern
Thuja *Thuja occidentalis*	(ungeeignet für Schwangere, Kinder, Epileptiker; nicht innerlich anwenden) beseitigt Warzen und Hühneraugen, reinigend, tumorhemmend; entzündungshemmend bei Prostatabeschwerden	Essenz pur auftragen

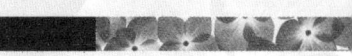

Thymian *Thymus vulgaris*	(sparsam dosieren; ungeeignet für Schwangere, Kleinkinder, Epileptiker, bei Bluthochdruck und Schilddrüsenüberfunktion) kräftigend, anregend, konzentrationsfördernd, abwehrsteigernd, stark antiseptisch, angstlösend, entzündungshemmend, desinfizierend, blutdruckerhöhend, wundheilend, auswurffördernd	Raumaromatisierung, innere Anwendung, Badezusatz, Hautöl, Kompressen, Würzmittel
Tuberose *Polianthes tuberosa*	(nicht innerlich anwenden) wärmend, antidepressiv, harmonisierend, psychisch stabilisierend, aphrodisierend	Raumaromatisierung, Parfüm, Zusatz in Kosmetika, Massage-, Hautölen und Vollbädern
Vanille *Vanilla planifolia*	appetitanregend, wärmend, beruhigend, stabilisierend, aufmunternd, angstlösend	Raumaromatisierung, Massageöl, Zusatz in Parfüms u.ä., Würzmittel
Veilchen *Viola odorata*	beruhigend, stabilisierend, inspirierend, besänftigend, wärmend, antiseptisch, schmerzlindernd, auswurffördernd	Raumaromatisierung, Parfüm, Hautöl
Vetiver *Vetiveria zizanioides*	beruhigend, klärend, stabilisierend, desinfizierend, durchblutungsfördernd, wärmend, entspannend, kräftigend; Insektenrepellent	Raumaromatisierung, Massageöl, Badezusatz, Parfümzusatz
Wacholder *Juniperus communis*	(ungeeignet für Schwangere und Nierenkranke) entgiftend, antirheumatisch, harntreibend, blutreinigend, antiseptisch, desinfizierend, kräftigend, anregend, angstlösend, stabilisierend, menstruations- und verdauungsfördernd, schleimlösend	Raumaromatisierung, Massageöl, Würzmittel
Weihrauch *Boswellia carterii, olibanum*	reinigend, beruhigend, kräftigend, abwehrstärkend, wundheilend, wärmend, besänftigend, schmerzlindernd, krampflösend	Raumaromatisierung, Hautöl, Zusatz in Kosmetika, Parfüm u.ä.

49

Wiesenkönigin *Filipendula ulmaria*	(ungeeignet für Schwangere) anregend, ermutigend, konzentrationsfördernd, aufmunternd, stabilisierend, desinfizierend, fiebersenkend	Raumaromatisierung, Zusatz in Parfüm, Massageöl (Verspannungen), Kompressen, Badezusatz
Ylang-Ylang *Cananga odorata*	anregend, sexuell stimulierend, antidepressiv, blutdrucksenkend, beruhigend, entspannend, angstlösend, antiseptisch, aufmunternd	Raumaromatisierung, innere Anwendung, Massageöl, Parfüm- und Kosmetikzusatz, Badezusatz
Ysop *Hyssopus officinalis*	(ungeeignet für Schwangere, Kleinkinder und Epileptiker) hustenstillend, krampf- und schleimlösend, fiebersenkend, schweißtreibend, blutdruckstabilisierend, schmerzlindernd, kräftigend, konzentrations- und kreativitätsfördernd	Raumaromatisierung, innere Anwendung, Parfüm- und Kosmetikzusatz, Massageöl, Würzmittel
Zedernholz *Cedrus atlantica*	(für Schwangere ungeeignet!) hustenberuhigend, schleimlösend, antiseptisch, entzündungshemmend (besonders bei chronischen Erkrankungen der Atemwege), Fetthaut regulierend; Insektenrepellent	Raumaromatisierung, innere Anwendung, Massageöl, Kompressen, Haarwasser, Hautöl
Zimt *Cinnamomum zeylanicum, aromaticum*	antiseptisch, aphrodisisierend, anregend, herz-, atmungs- und kreislaufanregend, wärmend, krampflösend, fäulnishemmend, abwehrsteigernd, desinfizierend, verdauungsregulierend	Raumaromatisierung, innere Anwendung, Massageöl, warm duftender Kosmetikzusatz, Würzmittel
Zirbelkiefernnadel (Arven) *Pinus cembra*	antibakteriell, entzündungshemmend, desinfizierend, entgiftend und stärkend für Atemwege, durchblutungsfördernd, schmerzlindernd, luftreinigend, schleimlösend, harmonisierend, psychisch stabilisierend; Insektenrepellent	Raumaromatisierung, Badezusatz, Massageöl, antiseptischer Zusatz in Kosmetika u.ä.

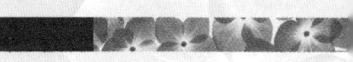

Zistrose *Cistus ladaniferus*	anregend, wärmend, entspannend, aphrodisierend, stabilisierend, wohltuend, stimmungsaufhellend (ambraähnlich)	Raumaromatisierung, Massageöl, Kompressen, Parfümzusatz
Zitrone *Citrus limon*	aufmunternd, erfrischend, konzentrations- und gedächtnisstärkend, antiseptisch, fieber- und blutdrucksenkend, abwehrstärkend, kopfschmerzlindernd	Raumaromatisierung, entzündungshemmender Kosmetikzusatz, Massageöl, Würzmittel
Zwiebel *Allium cepa*	(sparsam dosieren!) schleimlösend, keimtötend, entzündungshemmend, blähungswidrig, appetitanregend, blutdrucksenkend	Raumaromatisierung, 2 Tropfen auf Wattebällchen ins Ohr bei Schmerzen, Massageöl-, Badezusatz, Kompressen, Würzmittel
Zypresse *Cupressus sempervirens*	(ungeeignet für Epileptiker und bei Bluthochdruck) beruhigend, schleimlösend, nervenstärkend, hustenentspannend, konzentrationsfördernd	Raumaromatisierung, innere Anwendung, Kosmetikzusatz, Badezusatz, Massageöl, Saunaaufguß

2.
Pflanzenöle

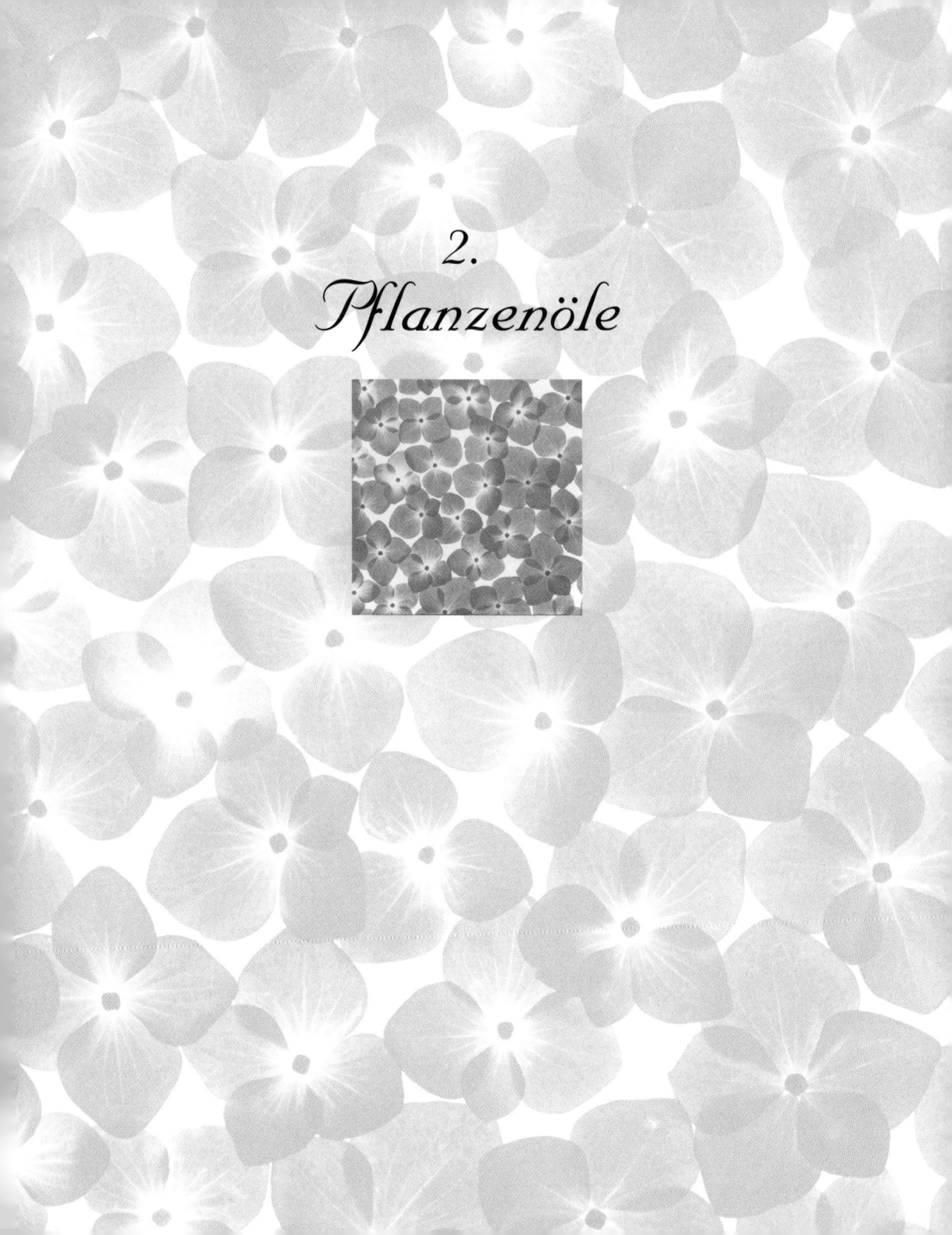

Neben den flüchtigen, essentiellen Ölen, die in der Aromatherapie verwendet werden, gibt es nicht flüchtige, fette Öle. Sie werden aus verschiedenen Pflanzen gepreßt und haben unterschiedliche Eigenschaften. Diese Pflanzenöle dienen uns als wertvolle Speiseöle. Auch in der Aromatherapie spielen sie eine wichtige Rolle. Dort dienen sie ätherischen Ölen als Basisstoff für kosmetische Pflegemittel, Massageöle, Kompressen, Badezusätze und ähnliches.

Wie bei den ätherischen Ölen ist auch bei den Pflanzenölen die Qualität von entscheidender therapeutischer Bedeutung.

Kaltgepreßtes Öl ist am hochwertigsten. Früchte oder Samen, die möglichst mit der Hand geerntet werden sollten, werden mechanisch und ohne Wärmezufuhr gepreßt, bis das Öl aus ihnen herausläuft. Bei diesem schonenden Vorgang wird die Pflanze nicht über 35 Grad erwärmt.

Es gibt noch zweite und dritte Pressungen, bei denen immer noch gute Speiseöle entstehen, deren Geschmack allerdings stärker hervortritt.

Wenn man die Reste nochmals unter sehr starkem Druck preßt, erhält man ein minderwertiges Pflanzenöl. Gleiches gilt auch für Öl, das durch starke Erhitzung oder mit Hilfe von chemischen Zusätzen gewonnen ist. Um solche Öle genießbar zu machen, setzt man sie aggressiver Behandlung mit Laugen, Druck und hohen Temperaturen aus, wodurch sie ihre Inhaltsstoffe und den Eigengeschmack verlieren.

Warum ist es wichtig, „kaltgepreßte" Pflanzenöle zu verwenden?

Pflanzenöle enthalten Stoffe, die für unseren Stoffwechsel, das Gewebe, die Nerven und inneren Organe lebenswichtig sind. Eine besonders wichtige Rolle spielen dabei die einfach und mehrfach ungesättigten Fettsäu-

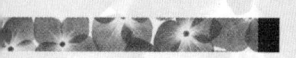

ren. Sie sind leicht verdaulich und haben einen hohen Nährwert. Da sie leicht andere Moleküle an sich binden, besteht die Gefahr, daß sie durch die Verbindung mit Sauerstoffmolekülen ranzig und damit für den Körper schädlich werden. Man sollte also immer auf das Haltbarkeitsdatum eines Öles achten.

Weitere Inhaltsstoffe sind Lecithine, Glycerol, Histidin, Phytosterol, Chlorophyll, Cholesterin, Vitamine und viele wertvolle Mineralstoffe.

Lecithin sorgt für eine gründliche Verdauung von Fetten und wirkt gallebildend. Es stärkt Herz und Nerven, verhindert die Anhaftung von Cholesterin an den Gefäßwänden sowie die Bildung von Gallensteinen und sorgt für geistige Beweglichkeit. Glycerol spielt eine wichtige Rolle im Verdauungsprozeß. Cholesterin, das nur in Pflanzenölen in der wichtigen Balance mit Lecithin vorkommt, regt die Produktion von Adrenalin und Geschlechtshormonen an. Histidin wirkt sich regulierend auf den Blutkreislauf aus.

Die in Pflanzenölen enthaltenen Vitamine A, B, D, E, F, H und K stärken die Augen und unser Immunsystem, unterstützen das Gewebewachstum, Haut und Knochen, stärken und erfrischen den Körper, regulieren die Blutzusammensetzung und fördern Heilungsprozesse. Äußerlich auf die Haut aufgetragen, dringen die wertvollen Inhaltsstoffe der kaltgepreßten Pflanzenöle in das Gewebe ein und wirken sich heilsam und förderlich auf die Haut und darunterliegende Schichten aus.

Jedes Öl hat seine Eigenart und läßt sich gezielt anwenden. Die ätherischen Öle lösen sich hervorragend in den fetten Pflanzenölen auf und gehen Verbindungen mit ihnen ein, die man speziell zur Heilung oder zum allgemeinen Wohlbefinden einsetzen kann. Nicht alle Öle sind jedoch gleichermaßen zur inneren Anwendung geeignet. Im folgenden erhalten Sie eine Übersicht über wichtige Pflanzenöle, ihre Eigenschaften und Wirkungsweisen.

ALOE-VERA-ÖL
(Aloe barbadensis)

Aloe Vera ist eine agavenartige Wüstenpflanze, aus der man eine geleeartige Substanz preßt. Diese wird mit einem Basisöl vermischt, zum Beispiel Mandel-, Oliven- oder Jojobaöl, oder mit Konservierungsmitteln versetzt und getrocknet, wobei die Trockenmasse bei der Weiterverarbeitung wieder die Zugabe von Wasser erfordert.

Wirkung: Aufgrund seiner reichhaltigen wertvollen Inhaltsstoffe – Enzyme, Proteine, Vitamine und Mineralien – ist Aloe Vera ein sehr heilsames Öl. Es wirkt sich in den verschiedenen Hautschichten durchblutend, anregend und feuchtigkeitsregulierend aus und erfrischt und regeneriert besonders ältere, trockene oder verbrannte Haut. Es wirkt schmerzlindernd und antibakteriell.

Besonders wirkungsvoll wird Aloe Vera zur Reinigung des Lymphsystems eingesetzt.

Verwendung: Als Hautöl zur äußeren Anwendung bei allen Hauttypen. Innere Anwendung nicht empfohlen.

Gesichtsöl gegen Akne und unreine Haut

Mischen Sie 50 ml Aloe-Vera-Öl mit je 2 Tropfen Lavendel, Teebaum und Rose, und betupfen Sie mit der Mischung vorsichtig die kritischen Hautpartien.

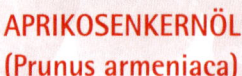

APRIKOSENKERNÖL
(Prunus armeniaca)

Aprikosenbäume werden in den Mittelmeerländern kultiviert. Qualitativ sehr hochwertiges Öl der kbA-Qualität kommt aus Südfrankreich.
Wirkung: Aprikosenkernöl ist reich an Vitamin A und B sowie an wichtigen Mineralstoffen. Es ist kaum fettend, zieht schnell in die Haut ein und heilt vor allem trockene, rissige, schrundige Haut.
Verwendung: Aprikosenkernöl ist ein feines, gesundes Speiseöl und als Hautöl besonders bei blassen Menschen sowie trockener Haut geeignet.

Hautöl gegen Schuppenflechte

Mischen Sie je 30 ml Aloe-Vera- und Aprikosenkernöl, und fügen Sie dieser Mischung je 2 Tropfen Teebaum, Immortelle und Zedernholz zu. Tragen Sie das Hautöl dreimal täglich auf die betroffenen Stellen auf.

ARNIKABLÜTENÖL
(Arnica montana)

Arnikablüten werden in ein hochwertiges Basisöl, z.B. Oliven- oder Jojobaöl, gelegt und nach zwei bis drei Wochen herausgesiebt, wenn sich ihre Wirkstoffe auf das Öl übertragen haben. Zu diesen gehören u.a. Flavon, Hefe, Inulin, Azulen, Vitamin-A-Verbindungen, Kieselsäure und Bitterstoffe.
Wirkung: Aufgrund seiner Inhaltsstoffe regt Arnikablütenöl in extrem starker Weise den Kreislauf an, weswegen es nicht innerlich angewendet werden sollte. Äußerlich angewendet ist es ein wirkungsvolles Hautfunktionsöl, das sich besonders bei Krampfadern, Venenentzündungen, Verstau-

chungen, Muskelschmerzen und rheumatischen Beschwerden eignet.
Verwendung: Hautfunktionsöl, für alle Hauttypen geeignet. Innere Anwendung nicht empfehlenswert.

Massageöl gegen rheumatische Beschwerden

Mischen Sie in 50 ml Arnikablütenöl je 2 Tropfen Teebaum, Salbei und Wacholder, und bestreichen Sie vorsichtig die betroffenen Partien zwei- bis dreimal täglich.

AVOCADOÖL
(Persea americana)

Der ursprünglich nur in Südamerika vorkommende, mittlerweile aber auch in vielen anderen Ländern kultivierte Avocadostrauch entwickelt Früchte, aus deren nahrhaftem Fleisch Öl gepreßt oder zentrifugiert wird. Dieses Öl ist von besonders langer Haltbarkeit, da es nur schwer ranzig wird.
Wirkung: Avocadoöl enthält die meisten Vitamine, viele ungesättigte Fettsäuren, Lecithin, Eiweiß und Mineralien. Es wird leicht von der Haut aufgenommen, macht die Haut weich und geschmeidig und besitzt die Eigenschaft, in tiefe Schichten einzudringen. Auf der Hautoberfläche bildet es eine feine Schutzschicht.
Verwendung: Avocadoöl hat sich bei vielen schweren Hautkrankheiten bewährt, vor allem solchen, bei denen Verhornungen auftreten. Es eignet sich für alle Hauttypen, insbesondere bei trockener und leicht entzündlicher Haut.
Wegen seiner Tiefenwirkung ist es zur Behandlung von Unterhaut- und Bindegewebe geeignet. Ein reichhaltiges und gesundes Salatöl.

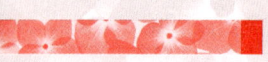

Badeöl bei Neurodermitis

Mischen Sie je 2 Tropfen ostindisches Sandelholz, Teebaum und Wacholder in 50 ml Avocadoöl, und geben Sie von dieser Lösung etwa 1 Eßlöffel in Ihr Badewasser.

BORRETSCHÖL
(Borago officinalis)

Das Öl der Borretschpflanze, die ursprünglich aus dem Orient stammt, aber mittlerweile in vielen Ländern angebaut wird, gewinnt man aus den stecknadelkopfgroßen Samenkörnern. Es sollte kühl gehalten werden. Borretschöl enthält neben Alpha-Linolensäure große Mengen an stoffwechselwirksamer Gamma-Linolensäure, allerdings auch Erulasäure, die Gewebeverfettung fördert. Daher sollten zur Fettleibigkeit neigende Menschen Borretschöl nicht verwenden.

Wirkung: Borretschöl wirkt beruhigend und unterstützt Heilungsprozesse bei streßbedingten oder psychosomatischen Erkrankungen. Bei prämenstruellem Syndrom und während der Regelblutung wirkt es äußerlich angewendet schmerzlindernd.

Verwendung: Innere Einnahme bei nervösen Störungen und Schlaflosigkeit; sinnvolle Salat- und Rohkostbeigabe. Entspannendes Massageöl, für alle Hauttypen geeignet.

Massageöl gegen Menstruationsbeschwerden

Mischen Sie je 2 Tropfen Basilikum, Galbanum und Jasmin in 50 ml Borretschöl. Massieren Sie mit langsamen, kreisenden Bewegungen Rücken und Bauch.

60

CALENDULAÖL
(Calendula officinalis)

Dieses schon in der Antike als heilsam bekannte Öl wird aus der Ringelblume gewonnen. Ihre Blütenblätter werden in ein Basisöl gelegt und nach dessen Anreicherung mit ihren Wirkstoffen abgesiebt.

Wirkung: Calendulaöl heilt Schnitt- und Brandwunden, lindert Hämorrhoiden- und Krampfaderbeschwerden, ist gegen viele Hautkrankheiten ein hilfreiches Mittel und fördert die Durchblutung. Bei Menstruationsbeschwerden wirkt es schmerzlindernd.

Verwendung: Nur zur äußeren Anwendung in Salben, Massageölen, Wundcremes u.ä. geeignet.

Babyöl für den wunden Po

Mischen Sie je 50 ml Calendula- und Nachtkerzenöl, und geben Sie 1 Tropfen Teebaum, 3 Tropfen Kamille und 3 Tropfen Johanniskraut dazu.

ERDNUSSÖL
(Arachis hypogaea)

Erdnußöl erhält man durch Auspressen von Erdnußkernen. Es ist gelb, geruch- und geschmacklos. Wegen seines hohen Kaloriengehalts sollten Menschen, die zu Fettleibigkeit neigen, mit diesem nahrhaften Öl vorsichtig umgehen.

Es enthält viel Vitamin B, Zink, Phosphor, Magnesium, Kalium und Schwefel sowie die Vitamine A, C, D und E.

61

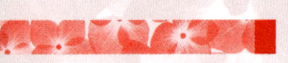

Wirkung: Erdnußöl ist therapeutisch vielseitig verwendbar, vor allem bei hormonellen Störungen. So lindert es sowohl innerlich als auch äußerlich angewendet Hautbeschwerden wie Akne, es regt die Durchblutung der Haut an, wirkt sich harmonisierend auf das Gewebe, die Organe, Herz und Kreislauf aus und eignet sich sehr gut zur Reinigung der Lymphbahnen.
Verwendung: Als Speiseöl in Salaten und zum Kochen geeignet. Ein Massageöl, das sich gut mit leichteren Ölen wie Mandel- oder Jojobaöl mischen läßt.

Massageöl für die stimulierende Partnermassage

Mischen Sie je 50 ml Erdnuß- und Mandelöl, und fügen Sie je 2 Tropfen Jasmin, Patchouli und Ylang-Ylang hinzu.

JOHANNISKRAUTÖL
(Hypericum perforatum)

Die frischen Blüten und Blätter des Johanniskrauts werden („zu Johanni", also Ende Juni) in ein Basisöl, z.B. Weizenkeim-, Jojoba-, Mandel- oder Olivenöl, gelegt und zwei bis drei Wochen in die Sonne gestellt. Nachdem das Basisöl die Wirkstoffe des Johanniskrauts aufgenommen hat, wird das nun leuchtendrote Öl sorgfältig gefiltert. Johanniskrautöl auf der Haut erhöht deren Lichtempfindlichkeit. Man sollte daher bis drei Stunden nach Einreiben der Haut mit dem Öl die direkte Sonneneinstrahlung vermeiden.
Wirkung: Das Johanniskrautöl hat aufgrund seines hohen Gerbstoffgehalts eine stark durchblutende Wirkung. Deswegen ist es ein geeignetes Massageöl bei Muskelkater, Verspannungen, Rheuma, Hexenschuß und ähnlichen schmerzhaften Beschwerden.

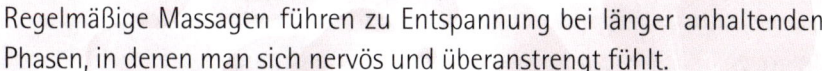

Regelmäßige Massagen führen zu Entspannung bei länger anhaltenden Phasen, in denen man sich nervös und überanstrengt fühlt.

Brustwarzenentzündungen bei stillenden Müttern lassen sich sehr gut mit Johanniskrautöl behandeln: Das Öl desinfiziert, wirkt schmerzstillend und hat für das Baby einen angenehmen Geschmack.

Verwendung: Ein Hautöl, das sich besonders für blasse und schlecht durchblutete Hauttypen eignet. Innerliche Anwendung zur Aufheiterung nur unter therapeutischer Aufsicht empfohlen.

Hautöl gegen Hornhaut

Mischen Sie zu gleichen Teilen Johanniskraut- und Avocadoöl, und geben Sie je 3 Tropfen Teebaum und Patchouli dazu. Reiben Sie die betreffenden Hautstellen dreimal täglich mit dieser Mischung ein.

JOJOBAÖL
(Simmondsia chinensis)

Eigentlich ist das Jojobaöl kein richtiges Pflanzenöl, sondern ein flüssiges Wachs, das aus den Samenkernen des Jojobastrauchs kalt gepreßt wird. Den australischen Ureinwohnern und mittelamerikanischen Indianern ist Jojoba seit langem als Wundheilpflanze bekannt.

Wirkung: In der Naturkosmetik gilt Jojobaöl als ein in vielfacher Hinsicht wertvoller Stoff. Er ist ein wunderbar hautglättender Emulgator, der deutlich der Faltenbildung entgegenwirkt.

Sein ihm eigener Lichtschutzfaktor 4 macht ihn zu einem sinnvollen Grundbestandteil von Sonnenschutzmitteln.

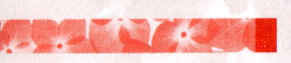

Zudem enthält Jojobaöl entzündungshemmende Wirkstoffe und wird erfolgreich gegen entzündliche Hautkrankheiten eingesetzt. Es zieht schnell in die Haut ein und ist für jeden Hauttyp sehr gut geeignet.

Verwendung: Vielseitiges Basisöl für Massageöle und Kosmetika mit nahezu unbegrenzter Haltbarkeit.

Massageöl für trockene, müde Haut

Mischen Sie 10 Tropfen Rosenholz in 50 ml Jojobaöl, und massieren Sie damit den ganzen Körper.

LEINSAMENÖL
(Linum Usitatissimum)

Dieses Öl wird aus millimetergroßen braunen Samenkapseln der mittlerweile kultivierten, einjährigen Leinpflanze gewonnen. Für die innere Anwendung und als Hautöl ist unbedingt die kaltgepreßte Qualität erforderlich. Leinöl ist reich an ungesättigten Fettsäuren.

Wirkung: Leinsamenöl schützt und heilt die Haut und lindert Juckreiz. Aufgrund des hohen Anteils essentieller Fettsäuren hilft Leinöl gegen Furunkel und Hautverhornung und hat eine allgemein pflegende Wirkung bei trockener, schuppiger und ekzematöser Haut. Innerlich eingenommen kann es Entzündungen des Magen-Darm-Trakts und der Blase heilen sowie die Verdauung anregen.

Sitzbad bei Blasenentzündung

Lösen Sie 3 Eßlöffel Leinsamenöl in ca. 4 Liter lauwarmem Wasser auf, und geben Sie je 2 Tropfen Zedernholz, Sandelholz und Sellerie hinzu. Setzen Sie sich zweimal täglich je 10 Minuten in dieses Bad.

SÜSSES MANDELÖL
(Prunus amygdalus)

Der ursprünglich in China beheimatete Mandelbaum wird heute hauptsächlich im Mittelmeerraum angebaut. In Frankreich wird Mandelöl von kbA-Qualität gewonnen. Es entsteht durch Kaltpressung der süßen Mandelkerne, ist reich an ungesättigten Fettsäuren, Vitamin A und B, Kalium, Phosphor, Calcium, Magnesium, Natrium, Schwefel und Eisen. Dieses Öl ist hellgelb, geruchlos und schmeckt mild. Wenn man das Mandelöl mit Wasser mischt, erhält man die sogenannte Mandelmilch, die sich zur Säuglingsernährung eignet, da ihre Bestandteile denen der Muttermilch ähnlich sind.

Wirkung: Dieses schnell in die Haut eindringende Öl ist sehr gut verträglich und lindert rasch und nachhaltig Hautirritationen.

Verwendung: Kaltgepreßtes Mandelöl ist ein wertvoller Zusatz in Salaten und Rohkost. Als Hautöl eignet es sich für alle Hauttypen, insbesondere für trockene, empfindliche und spröde Haut sowie für Babyhaut und dient als Grundlage für qualitativ hochwertige Haut-, Haar- und Körperpflegepräparate.

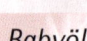

> **Babyöl**
>
> *Mischen Sie in 50 ml Mandelöl 3 Tropfen Rosenholz oder Rose und 2 Tropfen Orange. Massieren Sie damit nach dem Baden den gesamten Körper Ihres Babys.*

NACHTKERZENÖL
(Oenothera biennis)

Das aus den stecknadelkopfgroßen Samenkörnern kalt gepreßte Öl der Nachtkerze verfügt über intensive und vielfältige Heilmöglichkeiten und ist eines der teuersten Samenöle. Dieses für die Naturheilkunde bedeutende Öl wird häufig in Kapselform angeboten. Wegen seines hohen Preises ist es zumeist mit Leinsamen- oder Weizenkeimöl gemischt.

Wirkung: Seine außergewöhnliche Wirksamkeit verdankt dieses Öl den darin in großer Menge enthaltenen ungesättigten Ölsäuren, der Linolsäure sowie dem extrem hohen Gehalt an Gamma-Linolensäure. Kaum ein natürliches Pflanzenprodukt reguliert den Stoffwechsel so tiefgreifend und heilt dadurch Hauterkrankungen so spürbar wie Nachtkerzenöl. Gamma-Linolensäure unterstützt die körpereigene Herstellung von Prostaglandin E_1, einem Gewebshormon, das vielfältige regulierende Funktionen übernimmt. So erweitert es die Blutgefäße und senkt den Arteriendruck, weswegen es zur Behandlung von Thrombosen und Raucherbeinen eingesetzt wird. Nachtkerzenöl reguliert die weiblichen Sexualhormone, die Talgproduktion der Haut sowie psychische Schwankungen; es hemmt Arthritis und regeneriert und schützt eine belastete Leber.

Dieses Öl kann man geradezu als wundersames Allheilmittel bezeichnen, da man auch sehr gute Erfolge bei Herz- und rheumatischen Erkrankungen, Allergien, multipler Sklerose, Frauenleiden, Brustkrebs, nervösen Erkrankungen und vor allem bei Hauterkrankungen wie Ekzemen, Neurodermitis und Schuppenflechte beobachtet hat.

Verwendung: Innerliche Anwendung (dreimal täglich eine Kapsel oder einen halben Teelöffel Öl) auch für eine längere Behandlung empfehlenswert. Wegen seines hohen Preises empfiehlt es sich, für Salate und Rohkost einem anderen kaltgepreßten Öl einen Teelöffel Nachtkerzenöl beizumischen. Dieses gesunde Öl hat einen hohen Nährwert und macht nicht dick.

Äußerlich kann man Nachtkerzenöl für jeden Hauttyp verwenden.

Mundspülung zur Immunstärkung

Mischen Sie einen Teelöffel Nachtkerzenöl in 50 ml eines anderen hochwertigen Pflanzenöls, z.B. Nuß- oder Mandelöl.

Wenn Sie jeden Morgen nach dem Aufstehen mit einem Teelöffel dieser Mischung zehn Minuten lang Ihren Mund ausspülen, schützen Sie sich nachhaltig vor Krankheiten aller Art. Das Öl sollte gründlich im Mund geschlagen beziehungsweise gekaut werden.

Anfangs mag es schwierig und unangenehm sein, den Mund mit Öl auszuspülen, aber man gewöhnt sich schnell daran. Die über die Lymphdrüsen und Schleimhäute ausgeschiedenen Giftstoffe des Körpers werden in dem Öl gebunden und nach dem Spülen ausgespuckt. Gleichzeitig nimmt die Mundschleimhaut die wertvollen Substanzen auf, die im Öl enthalten sind, und stärkt damit die körpereigene Abwehr.

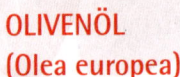

OLIVENÖL
(Olea europea)

Der seit 6000 Jahren als Kulturpflanze angebaute Olivenbaum wird heutzutage vor allem im Mittelmeerraum kultiviert und verarbeitet. Das Fruchtfleisch der Oliven enthält bis zu 50% fettes Öl, das wiederum zu 30% aus ungesättigten Ölen, Kalium, Natrium, Calcium, Magnesium und Vitamin A besteht. Beim Kauf von Olivenöl sollte man sorgfältig auf die Bezeichnung achten, denn dahinter verbergen sich unterschiedliche Qualitäten. Aus den leicht angetrockneten Früchten wird zunächst bei Temperaturen, die 35 °C nicht überschreiten, unter leichtem Druck das Jungfernöl (Oleum olivarum virgineum) gepreßt. Dieses erstklassige, klare, manchmal leicht getrübte, helle Öl wird unter den Bezeichnungen „nativ extra", „extra vierge", „extra vergine" gehandelt. Nur diese Qualität sollte für therapeutische und kosmetische Zwecke verwendet werden.

Bei einer Zweitpressung gewinnt man das ebenfalls noch qualitativ hochwertige, jedoch von starkem Eigengeschmack geprägte, gelbe Provenceöl (Oleum olivarum provinciale), gehandelt unter den Bezeichnungen „nativ fein", „vierge fine", „sopraffino vergine".

Schließlich entsteht durch eine dritte Pressung unter Wärmeeinwirkung das sogenannte Baumöl (Oleum olivarum commune), auch als „nativ mittelfein", „vierge courante", „vierge semifine" oder „fino vergine" bezeichnet, das zur Seifenherstellung und für den technischen Gebrauch verwendet wird.

Das Jungfernöl hat einen hohen Anteil an ungesättigten Ölsäuren (ca. 80%) und enthält zudem u.a. Palmitinsäure, Stearinsäure, Spuren von Lecithin, Enzyme, Kalium, Calcium, Natrium, Magnesium, Eisen und die Vitamine A, B_1, B_2 und E.

Wirkung: In der Naturheilkunde gilt das Jungfernöl als potentes Heilmit-

tel, das Krämpfe lindert, Entzündungen hemmt, desinfiziert, gegen Verstopfung wirkt, die Gallenabsonderung fördert sowie bei Schleimhautentzündungen von Magen und Darm und bei Atemwegsentzündungen eingesetzt wird. Erwärmt und äußerlich angewendet empfiehlt sich Olivenöl zur Behandlung von rheumatischen Erkrankungen sowie Lungen- und Brustleiden.

Verwendung: Gut geeignet zur äußeren Anwendung als Massage-Basisöl für jeden Hauttyp, besonders bei rauher, leicht entzündeter Haut; allerdings ist sein starker Eigengeruch, der auch durch zusätzliche essentielle Öle kaum überdeckt werden kann, in der Aromatherapie von Nachteil. Innere Anwendung bei o.g. Beschwerden empfohlen; ein gesundes, nicht dickmachendes, leicht verdauliches Speiseöl.

Massageöl gegen Wunden, Rheuma und Entzündungen

Setzen Sie einem Liter kalt gepreßtem Olivenöl je eine Handvoll getrockneter Arnikablüten, Ringelblumenblüten, Johanniskraut, Beinwellwurzel und Schafgarbe zu, und lassen Sie die Kräuter zwei bis drei Wochen in einer verschlossenen Flasche unter Wärmeeinwirkung ziehen. Anschließend filtern Sie die Kräuter heraus. Mit dem so gewonnenen Kräuteröl lindert man Verletzungen, Brandwunden, arthritische, rheumatische und ähnliche Beschwerden, indem man die Stellen täglich dreimal mit dem Öl einreibt.

RIZINUSÖL
(Ricinus communis)

Das aus den Samen des Wunderbaumes gewonnene Rizinusöl enthält viel Fett und Eiweiß. Früher wurde es wegen seiner extrem darmanregenden

69

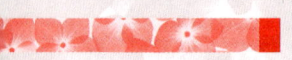

Funktion eingesetzt. Mittlerweile ist es wegen seines unangenehmen Geschmacks als Laxativum nicht mehr von Bedeutung.

Wirkung: Rizinusöl ist in Alkohol löslich, weshalb es als Rückfetter in alkoholischen Haarwässern und Nagellackentfernern eingesetzt wird. Es zieht gut in die Haut ein und ergibt emulgiert ein wirkungsvolles Hautreinigungsmittel, weshalb es häufig ein Bestandteil von Seife ist.

Verwendung: Wenige Tropfen innerlich angewendet reichen bereits, um die Darmtätigkeit anzuregen. Man sollte daher äußerst vorsichtig mit diesem Öl umgehen. Äußerlich angewendet empfiehlt es sich als Seifenbestandteil für Hauttypen, die zu Unreinheit neigen. In der Haarpflege dient es als Packung für geschädigtes und brüchiges Haar und wird auch zur Wimpernpflege eingesetzt. Es verleiht dem Haar einen schimmernden Glanz.

SANDDORNEXTRAKTÖL
(Hippophae rhamnoides)

Dieses hierzulande relativ selten verwendete hochwertige Öl, das aus der Sanddornbeere extrahiert wird, enthält viel Vitamin C und wird in den nord- und osteuropäischen Ländern, insbesondere in Rußland, wegen seiner immunstärkenden Wirkung geschätzt.

Wirkung: Außer Vitamin C enthält Sanddornöl viele ungesättigte Fettsäuren und Linolensäuren, Carotinoide, Vitamine des B-Komplexes und Vitamin E. Therapeutisch hat es sich zur Schmerzlinderung und Heilung entzündeter Mundschleimhäute, chronischer Hautkrankheiten wie Akne oder Herpes und von Wunden bewährt.

Verwendung: Innerlich wird es als Zusatz in Kräutersäften verwendet. Es eignet sich zudem als Zusatz in heilenden und kosmetischen Ölen und Salben für jeden Hauttyp und stärkt wetterempfindliche Haut.

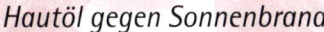

Hautöl gegen Sonnenbrand

Mischen Sie je 25 ml Sanddornextrakt- und Jojobaöl miteinander und geben Sie je 5 Tropfen Teebaum und Johanniskraut hinzu. Betupfen Sie die betroffenen Hautpartien mit dieser Ölmischung dreimal täglich.

SCHWARZKÜMMELÖL
(Nigella sativa)

Das ägyptische Schwarzkümmelöl wird in seiner Heimat schon seit pharaonischen Zeiten als Heil- und Würzmittel gebraucht. Doch erst vor kurzem ist dieses Öl auch in Europa und den USA als Heilmittel mit vielseitigen Einsatzmöglichkeiten entdeckt worden. Die bis zu 60 cm hoch wachsenden Schwarzkümmelpflanzen werden in Oasen inmitten arabischer Wüsten angebaut. Geerntet werden ihre Samen, die extrem wertvolles Öl enthalten. Zu den Inhaltsstoffen zählen Eiweiß, Kohlenhydrate und zu 35% pflanzliche Öle mit über 50%igem Anteil an mehrfach ungesättigten Fettsäuren.

Wirkung: Schwarzkümmelöl ist ein wirkungsvolles Mittel bei Hautkrankheiten wie Akne, Neurodermitis und Schuppenflechte, bei Störungen des Immunsystems, Diabetes, Grippe, Allergien, Pilz-, Atemwegs- und Hormonkrankheiten. Es stärkt die körpereigene Abwehr, wirkt spürbar gegen Heuschnupfen oder asthmatische Beschwerden und stärkt die Potenz. In naturheilkundlicher Praxis ist es immer häufiger wesentlicher Bestandteil von Krebs- und Aidstherapien.

Verwendung: Schwarzkümmelöl kann innerlich und äußerlich angewendet werden.

71

Salatöl zur Stärkung der Immunabwehr

Bereiten Sie Ihren täglichen Salat mit einer Soße zu, in die 2 Eßlöffel kaltgepreßtes Olivenöl und 1/2 Eßlöffel Schwarzkümmelöl gerührt werden. So bauen Sie möglichen Krankheiten leicht vor.

SONNENBLUMENKERNÖL
(Helianthus annuus)

Aus den Kernen der Sonnenblumen haben bereits die Ureinwohner Südamerikas Öl gewonnen. Hierzulande setzte es sich erst vor ungefähr 100 Jahren durch, wobei die Hauptanbaugebiete Rußland und die Balkanländer sind. Kaltgepreßtes Sonnenblumenöl ist biologisch äußerst wertvoll, da es fast 50% Alpha- und Beta-Linolsäure, Ölsäure, Glycerin, Palm-, Stearin- und andere Säuren enthält, sowie Carotinoide, Lecithin und in hoher Menge Vitamin E.

Wirkung: Sonnenblumenöl ist ein vielseitig therapeutisch wirksames Öl: Es wirkt wärmend und durchblutend, hilft bei Gelenkerkrankungen und schlecht heilenden Wunden. Es wirkt sich heilsam auf die Schleimhäute, Atemwege, Nieren, Galle, die Geschlechtsorgane, Blutgefäße und das Bindegewebe aus. Zudem ist es ein Stärkungsmittel für werdende und stillende Mütter und wirkt deutlich entwässernd.

Verwendung: Kaltgepreßtes Sonnenblumenkernöl ist ein hochwertiges Speiseöl. Die äußere Anwendung empfiehlt sich für jeden Hauttyp, ganz besonders bei zarter und empfindlicher Haut. Allerdings sollten Menschen mit schwachem Bindegewebe und einer Neigung zu geplatzten Äderchen Sonnenblumenkernöl nicht anwenden.

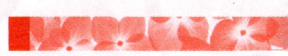

Massageöl gegen chronische Durchblutungsstörungen

Mischen Sie je 5 Tropfen Angelikawurzel, Rosmarin und Zimt in 50 ml Sonnenblumenkernöl, und massieren Sie damit täglich zweimal die Füße beziehungsweise schlecht durchblutete Körperteile.

WALNUSSÖL
(Juglans Regia)

Die Früchte des Walnußbaums galten bereits in der griechischen Antike als Speise der Götter, der Baum war Jupiter geweiht. Das aus den Walnüssen gepreßte Öl ist sehr vitaminreich und ähnelt dem Erdnußöl.

Wirkung: Walnußöl hat sich bei verschiedenen Hautkrankheiten wie Akne, Ekzemen, Furunkeln und Herpes bewährt. Es wirkt deutlich fungizid, desinfizierend und reinigend. Es wird zur Behandlung entzündeter Augen sowie bei Atemwegserkrankungen eingesetzt. Besonders günstig wirkt sich Walnußöl für geistig tätige Menschen aus, da es die Blutzirkulation im Gehirn anregt.

Verwendung: Walnußöl ist ein sehr gesundes, vitaminreiches Speiseöl, das sich für Salate, Rohkost und Cremespeisen gut eignet. Äußerlich ist es für alle Hauttypen zu empfehlen, besonders bei Neigung zu Pilzerkrankungen.

Hautöl gegen Fußpilz

Mischen Sie 50 Tropfen Teebaum in 50 ml Walnußöl, und reiben Sie damit täglich zwei- bis dreimal die betroffenen Hautstellen ein.

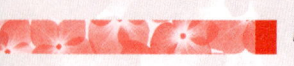

WEIZENKEIMÖL
(Triticum sativum)

Dieses aus einer der ältesten von Menschen angebauten Pflanzen kalt ge-preßte Öl ist äußerst gesund. Aus 100 kg Weizen erhält man 200 g Keime mit einem Ölgehalt von 6 bis 10%. Aufgrund seines hohen Vitamingehalts (A, B, E und F), der mehrfach und einfach ungesättigten Fettsäuren sowie relativ großer Mengen an Phosphor, Zink, Eisen, Kalium und Lecithin hat es eine stark vitalisierende Wirkung auf Haut und Gewebe.

Wirkung: Wegen seines hohen Vitamin-F-Gehalts wirkt Weizenkeimöl als Antioxidationsmittel und wird daher lange nicht ranzig. Da es nur lang-sam in die Haut einzieht, wird es häufig mit einem anderen leichten Ba-sisöl, z.B. Mandel- oder Jojobaöl, gemischt, am besten im Verhältnis 1/4 Weizenkeimöl auf 3/4 dünnflüssigeres Öl. Als Massageöl hat es sich be-sonders bei Schuppenflechte sowie gegen Narbenbildung bewährt. Inner-lich angewendet stabilisiert es das Nervensystem, wirkt tonisierend und hält die Arterien geschmeidig.

Verwendung: Für trockene, spröde und gealterte Haut empfehlenswert. Als Speiseöl in Salaten und Rohkost eine vitaminreiche und wohlschmecken-de Ergänzung.

Gesichtspackung bei alternder, faltiger Haut

Verrühren Sie 1 Eßlöffel Naturjoghurt mit 1 Eßlöffel grüner Heilerde, fügen Sie je 1 Teelöffel Weizenkeim- und Mandelöl sowie je 2 Tropfen Kamille und Rose hinzu. Tragen Sie diese mineralreiche, entschlacken-de Masse auf die Gesichtshaut auf, und lassen Sie sie 15 Minuten wir-ken. Anschließend mit kaltem Wasser abwaschen und mit Kamillen-Aquarôme abtupfen.

3.
Gezielter Einsatz von Ölen für Körper und Seele

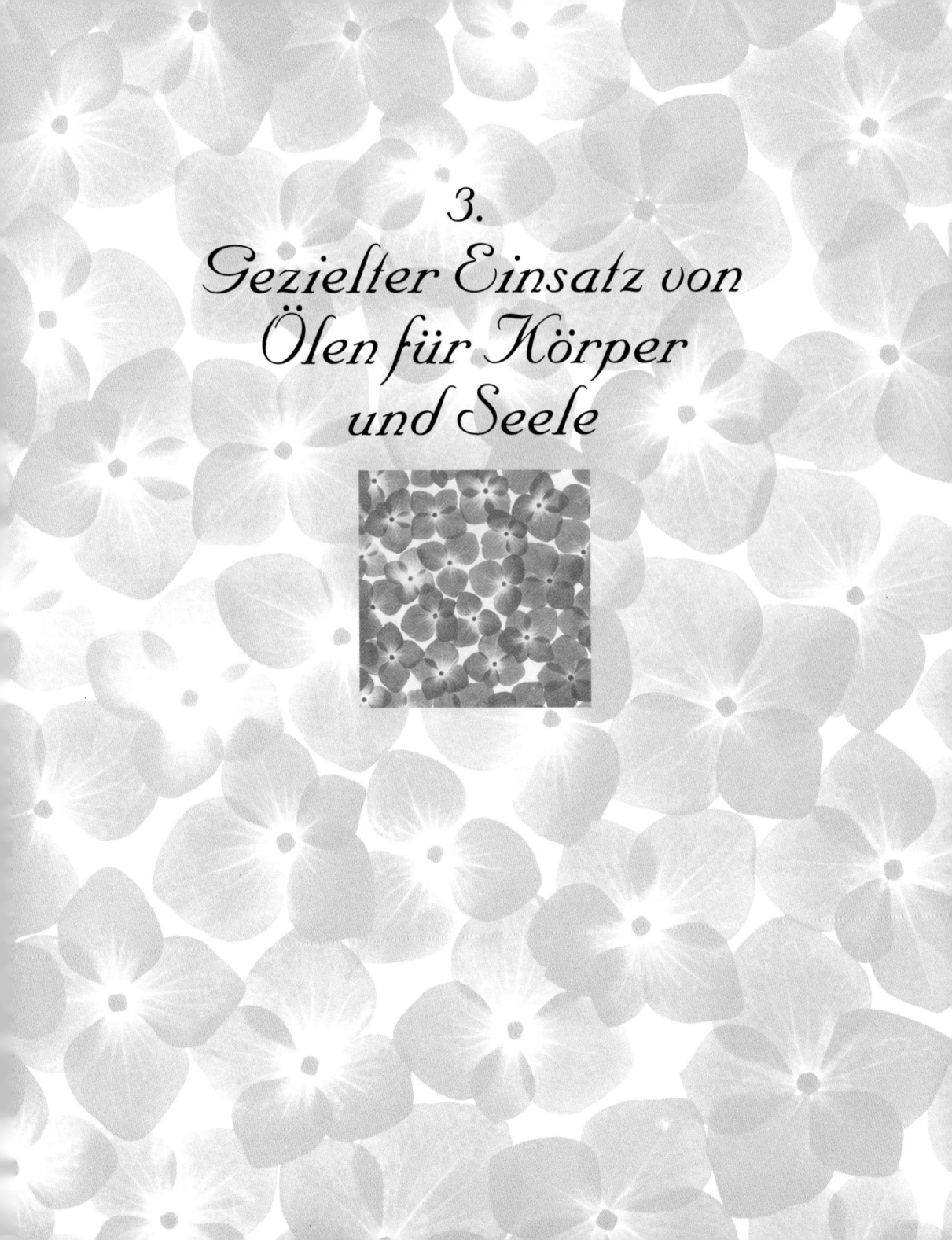

Wie können Öle meine Stimmung beeinflussen?

Unsere frühkindlichen Erfahrungen, die wir im Zusammenhang mit bestimmten Duftnoten gemacht haben, verbinden diese Düfte im Verlauf unseres gesamten Lebens mit gefühlsmäßigen Assoziationen, die uns häufig nicht einmal bewußt sind. Solche Zusammenhänge zu erkennen ist für jeden wichtig, damit man bei der Wahl eines Duftes keine unangenehme Überraschung erlebt. Wenn Sie beispielsweise in Ihrer Kindheit eine schlechte Erfahrung mit einer Lehrerin gemacht haben, die sich mit Lavendel parfümierte, sollten Sie dieses Aroma meiden. Es könnte unangenehme Erinnerungen wecken und dadurch die angestrebte Entspannung verhindern.

Abgesehen von solchen Einflüssen aus dem persönlichen Erfahrungsbereich kann man mit Hilfe von ätherischen Ölen nachhaltig bestimmte psychische, seelische und gedankliche Zustände erreichen. Die im folgenden aufgeführten Rezepte geben einen allgemeinen Erfahrungswert wieder. Jeder Mensch ist jedoch ein hochkomplizierter Organismus mit sehr eigenen Reaktionsweisen. Ich empfehle daher jedem, mit Düften zu experimentieren und seinen eigenen Duft beziehungsweise seine Düfte zu finden. Diese Suche nach dem Aroma, das das größte Wohlbehagen und die intensivste Erfahrung beschert, ist übrigens ein spannender und nie endender Prozeß. Auch wenn man einmal die für sich selbst ideale Mischung entdeckt hat, mit der man etwa höchste sexuelle Befriedigung erlangt, sollte man sich nicht darauf verlassen, daß dieser Duft auch weiterhin so wirkt. Da wir uns in einem ständigen Entwicklungsprozeß befinden, kann sich unsere Reaktion auf bestimmte Gerüche im Laufe der Zeit verändern.

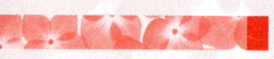

Wie wirken sich ätherische Öle auf den stimmungsmäßigen Zustand aus?

Wenn Sie verwirrt sind, sich in einer verfahrenen Situation gefangen fühlen und nicht mehr wissen, wie es weitergeht, verhilft Muskateller Salbei zu *geistiger Klarheit*.

Bei *Gefühlsproblemen und negativen Emotionen* wirken Ylang-Ylang, Muskateller Salbei und Rose klärend.

Depressionen, egal wodurch bedingt, kann man mit vielfältigen Düften begegnen. Ob Sie dauerhaft, phasenweise oder durch seltene Ereignisse ausgelöst unter diesem bedrückenden psychischen Zustand leiden: Nutzen Sie die Selbstheilungsprozesse, die ätherische Öle auszulösen vermögen, und verzichten Sie darauf, nach gesundheitsschädigenden Psychopharmaka, Alkohol, Beruhigungstabletten oder anderen Drogen zu greifen. Diese machen Sie letztlich nur schwächer. Die Öle hingegen stärken auf Dauer. Wählen Sie sorgfältig unter den folgenden die Duftnoten aus, die Ihre Stimmung am nachhaltigsten heben: Benzoe, Bergamotte, Grapefruit, Jasmin, Lavendel, Neroli, Niauli, Orange, Petitgrain, Rose, Rosenholz, Rosmarin, Sandelholz und Ylang-Ylang.

Antidepressives Öl

Mischen Sie 40 Tropfen Orange, 30 Tropfen Bergamotte und 30 Tropfen Grapefruit miteinander. Geben Sie morgens 5 Tropfen davon auf ein Taschentuch, und inhalieren Sie sie regelmäßig im Laufe des Tages. Abends fügen Sie 5 Tropfen in 1 Eßlöffel Honig aufgelöst Ihrem Badewasser bei.

In einer Zeit, da man sich von *Sorgen, Kummer und Traurigkeit* niedergedrückt fühlt, hilft Rose, insbesondere wenn man ihr Öl verdünnt und im Bereich von Magen und Unterleib im Uhrzeigersinn einmassiert.

Bei *Überanstrengung, Verletzlichkeit* und dem Gefühl der *Überforderung* nutzen Sie die heilenden und stärkenden Kräfte von Rosmarin.

Manche Menschen erleben ungeheure *Stimmungsschwankungen,* stürzen von himmelhochjauchzenden Glücksgefühlen in tiefe Traurigkeit. Zur Stabilisierung empfiehlt sich in diesem Fall der Duft von Geranium und Bergamotte.

Leiden Sie unter *mangelndem Selbstvertrauen* oder sind Sie vorübergehend durch einen Mißerfolg erschüttert, so können Sie Ihr Selbstvertrauen mit folgenden Ölen stärken: Basilikum, Bergamotte, Grapefruit, Majoran, Melisse, Muskat, Nelke, Neroli, Rosmarin, Vanille und Verbene.

Haben Sie den Eindruck, daß Sie beim Einkaufen immer zuletzt an der Reihe sind, daß in einer Gesprächsrunde Ihre Stimme nicht gehört, Ihre Meinung übergangen wird? Mit folgendem Rezept können Sie hier Abhilfe schaffen:

Massageöl zur Stärkung des Durchsetzungsvermögens

Mischen Sie je 30 Tropfen Neroli und Rose mit 20 Tropfen Bergamotte. Verdünnen Sie diese Mischung mit 100 ml Johanniskraut- oder Borretschöl, und reiben Sie sich nach der morgendlichen Dusche mit diesem Öl ein.

Streß begegnen Sie mit einer Vielzahl von Ölen, aus denen Sie das für Sie richtige auswählen müssen: Angelikawurzel, Borretsch, Fenchel, Geranium, Jasmin, Kamille, Neroli, Rose, Sandelholz, Ysop und Zitrone.

Bei *Nervosität* empfehle ich folgende Öle: Basilikum, Grapefruit, Geranium, Jasmin, Kamille, Koriander, Lavendel, Majoran, Muskat, Rose, Rosenholz und Rosmarin.

79

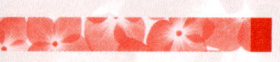

Angst ist ein mehr oder weniger häufiger Begleiter der meisten Menschen auf ihrem Lebensweg. Dabei kann die Angst sehr unterschiedliche Formen haben: Sie kann z.B. als vages Unwohlsein oder als Magenkribbeln vor Prüfungen, Gesprächen oder bestimmten Begegnungen auftreten. Im Extremfall äußert sie sich als Angstneurose und lähmt den Menschen in seiner Aktivität. Folgendes Rezept hat sich nachhaltig bewährt:

Körperöl gegen Angstgefühle

Mischen Sie je 30 Tropfen Bergamotte und Orange mit 40 Tropfen Sandelholz. Verdünnen Sie die Mischung mit 100 ml Borretschöl, und reiben Sie sich damit morgens nach der Dusche ein.

Wenn die Liebe nachläßt...

Wenn sich nach einigen Jahren der Partnerschaft die anfängliche Leidenschaft in veränderte, gemäßigtere Gefühle verwandelt, geht damit normalerweise ein Nachlassen heftiger sexueller Aktivität einher. Diese Veränderung ist natürlich und gibt keinen Anlaß zu Besorgnis. Schwierig wird es, wenn gesundheitliche Beeinträchtigungen oder die Alltagsprobleme Körper und Geist so beanspruchen und schwächen, daß eine entspannte Sexualität nicht mehr möglich ist.
Eine durch Fettleibigkeit, Diabetes, Vergiftungen oder Verletzungen hervorgerufene Impotenz gehört natürlich in medizinische Behandlung. Diese kann man zusätzlich mit bestimmten Ölen und Massagetechniken unterstützen. Wenn die Ursache für verminderte sexuelle Aktivität und Lust der Alltagsstreß ist, können wir uns – und den Partner – mit Hilfe von Ölen durchaus wieder in Schwung bringen.

Öle für die Zweisamkeit

Die Bedeutung der Gerüche für Erotik und Sexualität gehört zur Menschheitsgeschichte wie ihre Fortpflanzung. Sexualpartner erkennen einander an Körpergerüchen – das funktioniert nicht nur in der Tierwelt, sondern auch bei den Menschen. Tatsächlich gibt es afrikanische Stämme, bei denen ein (beispielsweise durch Krankheit) veränderter Körpergeruch der Frau den Mann veranlaßt, sich von ihr scheiden zu lassen. Wenn einer den anderen plötzlich „nicht mehr riechen" kann, bedeutet das auch in unserer Gesellschaft den Tod einer funktionierenden Liebesbeziehung.

Die Geschichte Asiens, Persiens und der Antike ist reich an Belegen für die sorgfältige Körperpflege und Anwendung bestimmter Düfte zur Stimulierung der Liebe. Griechische Hetären betupften sich mit ihrer Scheidenflüssigkeit, um sich begehrenswerter zu machen, was, wie die moderne Forschung beweist, eine sehr wirkungsvolle Parfümierungsmethode war. Untersuchungen haben nämlich ergeben, daß die auf die Brust aufgetragene Scheidenflüssigkeit der Frau zu vermehrter sexueller Aktivität in einer Partnerschaft führt.

Sexuelle Erregung setzt an verschiedenen Körperstellen, wie Haut, Achselhöhlen und besonders den Genitalien, erotische Gerüche frei. Diese kann man durch ätherische Öle intensivieren. So kommt beispielsweise der Geruch von Sandelholz dem natürlichen Körperpheromon (einem Botschaften enthaltenden Signalduft) sehr nah. Seine Aromamoleküle ähneln denen der Samenflüssigkeit. Kein Wunder, daß Sandelholz seit Urzeiten eines der in der Liebe am häufigsten eingesetzten Aromen ist.

Allerdings gibt es bei der Anwendung von Liebesdüften eine unabdingbare Regel: Man muß subtil vorgehen. Benutzen Sie nur so viel, daß der Geruch gerade noch bemerkbar ist. Nichts ist unangenehmer als ein aufdringlicher Geruch. Dieser bewirkt das Gegenteil von dem, was Sie erhof-

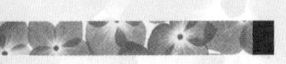

fen, nämlich den Partner auf die eigene sexuelle Anziehungskraft aufmerksam zu machen und ihn auf die Spur der in Ihren Tiefen verborgenen, interessanten Geheimnisse zu setzen, die es für ihn zu entdecken gilt.

Jeder Geruch besitzt ein einzigartiges Schwingungsmuster, das Ausdruck seiner speziellen Energie ist. Einige Aromen ähneln sich und lassen sich gut miteinander kombinieren. Mischungen verwandter ätherischer Öle nennt man synergistisch, da jeder einzelne Bestandteil den anderen eine zusätzliche Tiefe verleiht, so daß eine Kreation von ganz besonderer, intensiver Qualität entsteht.

Auch Menschen strahlen Schwingungen ab und stellen ein komplexes Energiefeld dar. Die Kunst der Duftkomposition liegt nicht zuletzt darin, ein Parfüm zu entwerfen, daß mit den Schwingungen der menschlichen Aura übereinstimmt. Letztlich ist daher jeder für sich selbst der beste Parfümeur. Experimentieren Sie, testen und erproben Sie die Düfte an sich. Notieren Sie, wie welches Aroma auf Sie und den Partner wirkt und welches Öl den jeweiligen unterschiedlichen Situationen am meisten entspricht. Wenn Sie die Wirkung einzelner ätherischer Öle erprobt haben, kreieren Sie Mischungen, die in gleicher Weise systematisch verglichen werden. Ist Ihnen eine meisterhafte synergistische Mischung gelungen, so haben Sie nicht nur das für Sie ideale Parfüm entworfen, sondern damit auch Ihre Persönlichkeit in einen Duft übersetzt. Mit ihm stärken Sie Ihr Selbstvertrauen und schaffen eine tiefe, ganzheitlich empfundene Identität. Mehr noch: Ihr Partner erlebt Sie in einer neuen, ungeahnten Intensität, die seine Liebe und Leidenschaft verstärkt.

Betrachten wir im einzelnen die vielfältigen Wirkungen
der »Liebesdüfte«

Rose und Myrte sind die klassischen Düfte für die Frau. Sie helfen ihr, die
eigene *Sinnlichkeit* und Sexualität als ein wertvolles Gut anzunehmen und
zu genießen.
Die Rose reguliert das weibliche Hormonsystem. Unter ihrem Einfluß wird
die *Liebe* bis in die tiefsten Schichten empfunden. Man öffnet sich voller
Vertrauen zum Geliebten und zu sich selbst. Rose wirkt sich wohltuend auf
die weiblichen Geschlechtsorgane aus, und reinigt und kräftigt die Gebärmutter.
Wenn Sie jemanden *verführen* wollen, benutzen Sie Jasmin. Diese Note
entspannt, macht mutig und weckt wilde Phantasien.
Mit Ylang-Ylang befreien Sie sich von *Ärger* und nagender *Eifersucht*. Sie
werden leicht, fröhlich und übermütig und schütteln jeglichen Kleinmut
ab. Ähnlich wirkt auch Petitgrain, das Ihnen nach einer sexuellen Nieder-
lage wieder Selbstbewußtsein vermittelt.
Bei allgemeiner *Energielosigkeit*, die sich auch in sexueller Antriebs-
schwäche niederschlägt, empfehle ich Rosmarin, Verbene und Fenchel.

Beim Spiel mit verschiedenen Düften können Sie auch die einzelnen Körperteile unterschiedlich parfümieren. Sie reihen sich dadurch in eine jahr-
hundertealte Tradition ein.
Von den vielen überlieferten Rezepten stelle ich Ihnen hier zwei vor. In allen Fällen, wo die ätherischen Öle direkt auf den Körper aufgetragen werden, sollen Sie mit einem Basisöl verdünnt werden. Besonders an den
Schleimhäuten, etwa den Genitalien, soll die Essenz nicht pur angewandt
werden. Zwei Tropfen auf einen Teelöffel Basisöl sind völlig ausreichend.

Unterschiedliche Parfümierung einzelner Körperteile:

Rezept 1

Brust: Rose, Moschuskörner
Schamhaar: Neroli, Patchouli
Schenkel: Myrte, Vetiver, Patchouli
Taille/Nabel: Jasmin
Hals: Muskateller Salbei
Genitalien: Sandelholz, Moschus
Füße: Melisse

Rezept 2

Haare: Jasmin
Hals: Rose
Brust: Muskateller Salbei
Taille/Nabel: Rosmarin
Schenkel: Schwarzer Pfeffer, Nelke
Genitalien: Bergamotte, Neroli
Füße: Rosmarin

Einen herrlichen Lippenbalsam stellt die verdünnte Mischung aus Nelke und Rose oder Rose und Sandelholz dar. Geben Sie je einen Tropfen auf einen Teelöffel Jojoba- oder Mandelöl, und reiben Sie damit Ihre Lippen ein. Ohnehin ist Küssen ein starkes Aphrodisiakum. Die Stimulierung der weiblichen Lippen, die als erotischer Spiegel der Schamlippen gedeutet werden können, setzt Geschlechtshormone frei und weckt sexuelle Energien. Im Speichel sind zusätzlich aphrodisierende Bestandteile enthalten.

Öle, die die Liebe unterstützen

Sexuelle Probleme können sehr unterschiedliche Ursachen haben. Libido-verlust kann durch Medikamente wie die Antibabypille, Antihistamine, Be-ruhigungsmittel oder blutdrucksenkende Mittel hervorgerufen werden. Häufig ist der nicht mehr funktionierende Geschlechtsverkehr eines Paa-res Ausdruck seelischer Probleme oder auch von Streß, Überarbeitung und Erschöpfung.

Welcher Art sexuelle Probleme auch sein mögen, sie erzeugen in jedem Fall eine zusätzliche Anspannung, die das Problem noch verstärkt. In den mei-sten Fällen sollte man daher unter anderem ein Öl benutzen, das die Ver-krampfung löst und seelisch wie körperlich entspannt.

Hierzu gehören als Basisöle Borretsch-, Johanniskraut- und Nachtkerzenöl und als ätherische Öle Bergamotte, Birke, Geranium, Jasmin, Kamille, La-vendel, Majoran, Melisse, Moschuskörner, Muskat, Nelke, Neroli, Orange, Petitgrain, Rose, Rosenholz, Rosmarin, Sellerie, Thymian, Vetiver, Ylang-Ylang und Zirbelkiefer.

Infektionen

Harnwegs- und Pilzinfektionen, Herpes, Jucken im After- und Genitalbe-reich und Hämorrhoiden können sich sehr störend auf eine entspannte In-timität auswirken.

Bei Pilzinfektionen, Herpes und Jucken im After- und Genitalbereich emp-fehle ich Sitzbäder und warme Duschen mit Lavendel, Bergamotte und Teebaum.

Gegen *Infektionen der Harnwege* helfen Rückenmassagen mit Sandelholz, wobei besonders der Nierenbereich eingerieben wird. Zusätzlich reinigt man die Genitalien nach dem Wasserlassen mit verdünntem Lavendel. *Hämorrhoiden* sind die im Rektum befindlichen Krampfadern. Sie können schmerzhaft und beim Geschlechtsverkehr hinderlich sein. Man kann sie wirkungsvoll mit verdünntem Lavendel, Wacholder, Weihrauch und Zypresse behandeln.

Sitzbad bei Hämorrhoiden

Baden Sie täglich in 2 Tropfen mit einem Emulgator vermischter Zypresse oder Lavendel auf 3 Liter warmem Wasser. Benutzen Sie zusätzlich Zypressen- oder Lavendelwasser auf einem Wattebausch zur Reinigung und Schmerzlinderung nach dem Stuhlgang.

Ätherische Öle für die Frau

Prämenstruelles Syndrom

Hinter diesem relativ modernen Begriff, der auch unter der Abkürzung PMS bekannt ist, verbirgt sich ein altes, vielen Frauen leidsam bekanntes Phänomen: die Körper- und Persönlichkeitsveränderungen, die vor der Periode auftreten. Pickelbildung, Kopf- und Kreuzschmerzen, schlechte Laune, Migräne, Verlust des Selbstvertrauens und mangelnde Libido sind nur einige der dazugehörigen Symptome. Hormonelle Schwankungen sind die Ursache für PMS und können durch Öle auf natürliche Weise ausgeglichen werden.

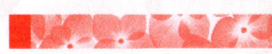

Eine dauerhaft wirksame Therapie sollte sich über mehrere Zyklen erstrecken und aus der Kombination eines regelmäßig angewandten Massage- und eines Badeöls bestehen.

Bei PMS ist Borretschöl ein ausgezeichnetes Basisöl, da sein hoher Anteil an Gammalinolsäure die Produktion von Prostaglandinen anregt, die die PMS-Beschwerden mildern. Auch Aprikosenkern-, Nachtkerzen- und Nußöle sind gut geeignet.

Als ätherische Ölzusätze bieten sich an:

Benzoe, Bergamotte, Bohnenkraut, Galbanum, Geranium, Grapefruit, Jasmin, Kamille, Kardamom, Lavendel, Lemongras, Mandarine, Muskateller Salbei, Rose, Rosmarin, Salbei und Zypresse.

Muskateller Salbei, Geranium, Rose und Rosmarin gleichen Hormonschwankungen aus; Lemongras hilft, die Gefühle zu stabilisieren.

Massageöl bei prämenstruellen Beschwerden

Mischen Sie 70 ml Aprikosenkern- mit 30 ml Borretschöl, und fügen Sie je 10 Tropfen Bergamotte, Rose und Lemongras hinzu. Reiben Sie sich täglich mit dieser Mischung den Unterleib (Bauch, Hüften und Lendenwirbelsäule) ein.

Badeöle bei prämenstruellen Beschwerden

Als Zusatz ins Badewasser empfehlen sich verschiedene Mischungen: Kombinieren Sie entweder 3 Tropfen Bergamotte mit 4 Tropfen Rose oder je 3 Tropfen Bergamotte und Kamille beziehungsweise Geranium und Rosmarin.

Menstruationsbeschwerden

Es gibt keinen Grund, während der Periode auf Zärtlichkeit und sexuelle Betätigung zu verzichten, es sei denn, die Monatsblutung geht mit Schmerzen einher. Die sogenannte Dysmenorrhoe kann man aromatherapeutisch gut in den Griff bekommen, indem man sich während der Periode täglich den Unterleib mit einem speziellen Massageöl einreibt.

Massageöle bei Menstruationsschmerzen

Geben Sie in ein Basisöl von je 15 ml Calendula- und Borretschöl je 10 Tropfen entweder von Kamille, Rosmarin, und Minze
oder: Estragon, Salbei und Zypresse
oder: Muskat, Wacholder und Eisenkraut.

Frigidität

Unter Frigidität versteht man das Unvermögen einer Frau, Lust am Geschlechtlichen zu empfinden und einen Orgasmus zu erleben. Die Gründe hierfür sind im allgemeinen psychischer Natur: Angst vor Schwangerschaft oder der geschlechtlichen Vereinigung aufgrund von Kindheitstraumata, ein unsensibler, aggressiver Geschlechtspartner u.ä. Häufig lehnen frigide Frauen ihren Körper ab und haben insgesamt ein eher negatives Selbstbild. Bei der Behandlung von Frigidität sollte man daher zwei Aspekte besonders berücksichtigen: Einerseits gilt es, das Selbstvertrauen der Frau zu stärken und ihr die Freude am eigenen Körper zu vermitteln, andererseits müssen Angstgefühle beseitigt werden. Diese nämlich sind, ebenso wie Streß, verantwortlich für die Verminderung des Geschlechtshormons.

Einen angstfreien und entspannten Zustand bewirken Bergamotte, Fichtennadel, Jasmin, Lavendel, Muskateller Salbei, Neroli, Patchouli, Rose, Rosenholz, Rosmarin, Ylang-Ylang und Zitrone. Rose und Jasmin stärken zudem das Selbstvertrauen. Als besonders angstlösend hat sich bewährt, die Magengegend im Uhrzeigersinn mit Rose und Rosmarin zu massieren.

Badezusätze bei Frigidität

Wählen Sie unter den folgenden Duftmischungen die Ihnen angenehmste aus: Je 3 Tropfen Rosmarin, Neroli und Kümmel
oder: 2 Tropfen Muskat, 2 Tropfen Zimt, 5 Tropfen Neroli
oder: Je 5 Tropfen Jasmin, Muskateller Salbei und Ylang-Ylang
oder: 1 Tropfen Bohnenkraut, 3 Tropfen Ingwer, 2 Tropfen Muskat.

Eine frigide Frau sollte mit sich geduldig sein (und natürlich erst recht ihr Partner). Ängste zu überwinden, tiefsitzende Verkrampfungen zu lösen, und sich selbst als schön zu empfinden, braucht viel Zeit. Die frigide Frau sollte lernen, sich selbst zu verwöhnen, sich mit Luxus zu beschenken und ihren Körper mit wertvollen Düften zu pflegen. Ein einfühlsamer Partner kann sie dabei unterstützen, wenn es ihm gelingt, seine eigenen Bedürfnisse völlig zurückzustellen.

Parfüm für frigide Frauen

Mischen Sie je 3 Tropfen Angelikawurzel, Muskateller Salbei und Ylang-Ylang mit 5 ml Basisöl, und betupfen Sie sich mit dieser Mischung an verschiedenen Körperstellen.

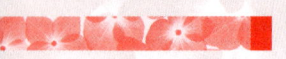

Scheidentrockenheit/Ausfluß/Unfruchtbarkeit

Vor und während des Geschlechtsverkehrs wird verstärkt *Scheidenflüssig-keit* produziert, die Ausdruck der weiblichen Erregung ist. Eine reduzierte oder gar ausbleibende Sekretion erschwert die Penetration beziehungs-weise kann sie sogar unmöglich machen.

Ätherische Öle, die die Scheidensekretion anzuregen vermögen, sind ins-besondere Geranium und Muskateller Salbei, die dem Hormon Östrogen ähneln. Auch Benzoe, Bohnenkraut, Fenchel, Lavendel, Neroli, Rose, San-delholz, Verbene, Ylang-Ylang, Zimt und Zypresse zeigen sekretionsstei-gernde Wirkung.

Bei der Behandlung von Scheidentrockenheit mit ätherischen Ölen muß man Geduld haben. Erfolg stellt sich frühestens nach ein bis zwei Wochen Behandlung ein; auch sollte man sie weiterführen, um ihn langfristig zu erhalten.

Badezusätze zur Steigerung der Scheidensekretion

Wählen Sie die Ihnen angenehmste Mischung aus den folgenden Ba-dezusätzen aus: Mischen Sie insgesamt 5 Tropfen von entweder:
Rose, Geranium, Fenchel
oder: Zypresse, Muskateller Salbei und Lavendel
oder: Benzoe, Verbene und Rose.

Zusätzliche regelmäßige Massagen mit einem Öl sind angeraten, dessen Basis vorzugsweise aus einer Mischung von Aprikosenkern-, Jojoba- und Borretschöl besteht und dem bis zu drei der obengenannten ätherischen Öle beigefügt werden. Günstig ist ein Mischungsverhältnis von pflanzli-chen und ätherischen Ölen von 10:1.

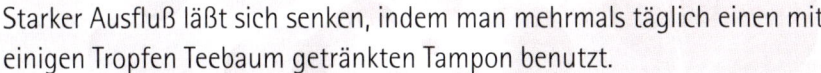

Starker Ausfluß läßt sich senken, indem man mehrmals täglich einen mit einigen Tropfen Teebaum getränkten Tampon benutzt.

Unfruchtbarkeit ist für die meisten Paare, die sich vergeblich Kinder wünschen, eine große Belastung. Bei nachgewiesenen organischen Ursachen wie einer Eileiterblockierung helfen auch ätherische Öle nichts. Es gibt aber Fallbeispiele, wo körperliche Ursachen nicht erkennbar waren und der geduldige Einsatz von ätherischen Ölen schließlich zum Erfolg führte. Dieser läßt sich einerseits mit der entspannenden Wirkung der Essenzen erklären, zum anderen ähneln die Eigenschaften bestimmter ätherischer Öle denen von Hormonen, und sie wirken sich auch entsprechend aus.

Folgende Öle imitieren das Hormon Östrogen: Angelikawurzel, Basilikum, Bohnenkraut, Cajeput, Fenchel, Geranium, Hopfen, Kamille, Koriander, Muskat, Muskateller Salbei, Oregano, Petersilie, Ringelblume, Salbei und Zypresse.

Massageöle zur Verstärkung der Empfängnisbereitschaft

Mischen Sie je 10 Tropfen von entweder
Angelikawurzel, Fenchel und Salbei
oder: Muskateller Salbei, Geranium und Melisse
oder: Basilikum, Thymian und Zypresse,
und verdünnen Sie die Mischung mit 30 ml Basisöl. Massieren Sie damit Brust, Bauch, Rücken, Hüfte und Po.

Ätherische Öle für den Mann

Impotenz/Erektionsschwierigkeiten

Impotenz ist die vorübergehende oder auch länger anhaltende Unfähig-
keit zur Erektion, die für den Mann wie auch für seine Partnerin zu einer
starken Belastung werden kann. Körperliche Ursachen wie Erschöpfung, eine Verletzung, Krankheit oder Vergiftungserscheinungen nach übermäßi-
gem Alkoholgenuß sind im Vergleich zu psychischen Blockaden eher selten. Impotenz kann ein Teufelskreislauf sein. Die einmal gemachte Erfahrung, daß der Koitus wegen einer zu schwachen Erektion nicht möglich ist,
kann beim Mann zu so starker Verunsicherung führen, daß ihm bei der
nächsten sexuellen Begegnung vor lauter Angst vor einer Wiederholung
das gleiche widerfährt. Spätestens dann aber hat ein unguter Kreislauf be-
gonnen, aus dem man sich nur schwer wieder befreien kann. Da auch die
Partnerin in der Regel verunsichert ist und befürchtet, ihren Mann nicht
mehr sexuell reizen zu können, ist es ganz wichtig, daß beide aufeinander
zugehen und eigene Empfindlichkeiten zurückstellen. Wenn man den An-
spruch aufgibt, daß eine Liebesbeziehung sich nur durch den regelmäßig
vollzogenen Geschlechtsverkehr legitimiert, hat man gute Chancen, das
Problem bald schon zu lösen. Tatsächlich kann es sogar seine guten Seiten
haben, dann nämlich, wenn man sich auf andere Formen der Körperlich-
keit besinnt und ganz neue Arten der gegenseitigen Befriedigung und Lie-
bes- und Vertrauensgesten entdeckt.
Vorsicht ist angebracht gegenüber der Vielzahl von einschlägig angebote-
nen Aphrodisiaka, die mit sofortiger Behebung der Erektionsschwäche
werben. Nicht selten haben sie schädliche Nebenwirkungen. Die Behandlung mit ätherischen Ölen mag zwar etwas Geduld erfordern, aber sie ist

eine seit Jahrhunderten bewährte, völlig ungefährliche Methode.

In erster Linie ist Sandelholz als Essenz bei Erektionsschwierigkeiten zu nennen. Ein Sandelholzbad wirkt oft Wunder. Bewährt haben sich auch Basilikum, Bergbohnenkraut, Ingwer, Jasmin, Koriander, Lavendel, Moschuskörner, Muskat, Nelke, Orange, Patchouli, Schwarzer Pfeffer, Rose, Rosmarin, Salbei, Thymian, Tuberose, Ylang-Ylang und Zimt.

Sitzbad gegen Impotenz

Mischen Sie je 2 Tropfen Bergbohnenkraut, Ingwer und Lavendel mit je 1 Tropfen Kümmel, Rosmarin und einem Emulgator. Geben Sie diese Mischung in 3 bis 4 Liter lauwarmes Wasser. Setzen Sie sich 5 Minuten in das Sitzbad, und entspannen Sie sich.

Massageöl zur Stärkung der Erektion

Mischen Sie je 5 Tropfen Muskateller Salbei, Rose und Ingwer unter 1 Eßlöffel Basisöl (vorzugsweise Johanniskraut-, Erdnuß-, Borretsch- oder Calendulaöl), und massieren Sie damit den Unterleib (Bauch, Lendenwirbel und Hüften).

Vorzeitige Ejakulation

Ein *vorzeitiger Samenerguß* ist Ausdruck von Spannungen, z.B. wenn der Mann lange keinen Geschlechtsverkehr hatte. Auch hier muß man zunächst seine Angst vor einer befürchteten unzureichenden Erektion behandeln. Angst- und spannungslösend wirken in diesem Zusammenhang Bergamotte, Jasmin, Lavendel, Majoran, Melisse, Vetiver und Zedernholz.

93

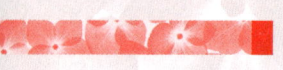

Entspannende Massagen mit Lavendel, Rose, Geranium auf Po und Unterleib und mit Rosmarin über dem Magen wirken Wunder.

Raumaromatisierung gegen vorzeitige Ejakulation

Geben Sie je 2 Tropfen Muskateller Salbei, Majoran und Vetiver in die Duftlampe.

Massageöle zur Bekämpfung vorzeitiger Ejakulation

Finden Sie aus den folgenden Mischungen die für Sie günstigste heraus: Mischen Sie in 1 Eßlöffel Pflanzenöl entweder
je 2 Tropfen Muskat und Majoran
oder je 2 Tropfen Muskateller Salbei und Vetiver
oder je 2 Tropfen Vetiver und Kamille.

Wenn die Atmosphäre stimmt

...wird die Liebe zu einem einzigen Fest. Eine Vielzahl an kleinen, aber um so wertvolleren Hilfsmitteln schafft beste Voraussetzungen für das Gelingen einer Liebesnacht.
Natürlich spielen Düfte dabei eine Hauptrolle. Sorgen Sie für einen anregenden, erotisierenden, allerdings keinesfalls aufdringlichen Geruch. Dabei ist eine sorgfältige Auswahl von Düften erforderlich, die sich an den jeweiligen Erwartungen orientieren sollte.

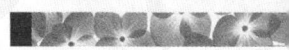

Die Düfte des Badezimmers, in dem Sie sich mit einem Bad vorbereiten, dienen dazu, Spannungen zu lösen. Benutzen Sie Bergamotte, Geranium, Lavendel oder Neroli als Badezusatz und in der Aromalampe.

Nach der Entspannung wird der Körper für die Liebesnacht erfrischt, zum Beispiel mit einem Körperöl, dem Rosmarin, Muskateller Salbei, Niaouli oder Zitrone beigegeben sind.

Das Schlafzimmer selbst sollte den Duft von Sandelholz, Patchouli, Rose, Jasmin, Nelkenblüte, Zimt oder Kardamom enthalten.

Zusätzlich kann man einzelne Gegenstände parfümieren. Unter-, Bett- und Nachtwäsche duften wunderbar zart nach Neroli und Ylang-Ylang, wenn man von diesen ätherischen Ölen einige Tropfen in den Spülgang der Waschmaschine gibt. Bei dieser Methode der Wäscheparfümierung sollte man allerdings vorsichtig mit dunklen Ölen wie Patchouli umgehen, sie können helle Wäsche verfärben.

Zu einem erotischen Ambiente gehört gedämpftes Licht, vorzugsweise Kerzenlicht. Raffinierterweise kann man in das bereits verflüssigte Wachs einen Tropfen eines verführerischen ätherischen Öls träufeln. Das erfordert angesichts der in der Regel niedrigen Flammpunkte ätherischer Öle Umsicht.

Musik wirkt stark auf Stimmungen, wobei es Ihnen und Ihrer Vorliebe überlassen ist, ob Sie rhythmischen oder romantischen Klängen den Vorzug geben. Hauptsache, die Lautstärke ist gedämpft.

Farben können deutliche erotische Signale setzen und sexuell stimulieren. Ganz besonders gilt dies für Rot, eine starke Signalfarbe, mit der Sie behutsam umgehen sollten. Bereits einige Akzente, etwa in Form von Kissen, Wandbildern, Bettwäsche oder Blumen, reichen aus, um sexuelle Energien freizusetzen. Ja, selbst die Farbe von Getränken und Speisen, die Sie zu sich nehmen, kann erstaunliche Folgen haben. Verwöhnen Sie Ihren Liebsten doch einmal mit frischen Erdbeeren im Bett...

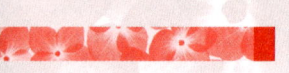

Aphrodisierende Wirkung von Massagen

...und mit einer anregenden Massage.

Eine Massage erfüllt verschiedene wertvolle Aufgaben. Indem der Massierende seine ganze Konzentration dem Partner schenkt, mit dessen Körper er sich ausschließlich und liebevoll beschäftigt, vermittelt er ihm das Gefühl, der wichtigste Mensch auf der Welt zu sein. Dieses Geschenk stärkt das Selbstvertrauen.

Tiere wie auch Menschen brauchen die Berührung, um zu wachsen und zu gedeihen. Wissenschaftliche Untersuchungen haben ergeben, daß Kinder, die nicht genug gestreichelt und berührt werden, langsamer wachsen, häufiger krank sind, geistig hinter ihren Möglichkeiten zurückbleiben und später ein geringeres Interesse an sexuellem Kontakt haben. Im Umkehrschluß bedeutet dies, daß die zärtliche, streichelnde Berührung und häufiger Hautkontakt die Menschen in der Entfaltung ihrer körperlichen und geistigen Möglichkeiten und ihres Glückspotentials unterstützen.

Berührung hilft, emotionale Spannung abzubauen. Sie senkt die elektrische Spannung, die von der Gehirnaktivität ausgeht und sich über die Nervenbahnen bis in die Haut verteilt. Steht der Mensch unter besonders hoher Anspannung, so kann eine zärtliche Berührung, einhergehend mit einfühlsamen Worten, zu einem Tränenausbruch führen. Aber immer beruhigt der sanfte Hautkontakt unsere Nerven.

Warum eine Massage auch körperlich so gut tut, läßt sich mit den physiologischen Vorgängen erklären. Die Aktivierung von Muskeln und Gewebe führt zu einer verstärkten Durchblutung an diesen Stellen, ohne daß gleichzeitig das Herz belastet wird. Der Sauerstoffgehalt wird erhöht, Schmerzen verschwinden, die Nerven beruhigen sich, verkrampfte Bänder und Sehnen werden gedehnt und säurehaltige Reizstoffe und Abfallprodukte aus den Muskeln beseitigt. Folglich können Kopfschmerzen auch oh-

ne Tabletten verschwinden. Anstelle der Anspannung macht sich Entspannung bemerkbar. Verdauung, Kreislauf, Muskelspannkraft und Schlaf werden gefördert, die Haut glättet sich, Depressionen verwandeln sich in eine positive, optimistische Lebenseinstellung.

Eine tägliche Massage ist ideal, muß aber nicht sein. Bereits die regelmäßig alle zwei bis drei Wochen durchgeführte Massage stärkt nachweislich die Widerstandskraft und hält fit. Durch die Aktivierung des Lymphsystems werden giftige Körperabfallstoffe beseitigt.

Eine regelmäßige Massage ist daher ein ebenso einfaches, wie wirkungsvolles Mittel zur Erhaltung der Gesundheit und psychischen Stabilität. Streicheln Sie Ihr Kind, massieren Sie ihm täglich die Füße. In ihnen enden über 70 000 Nervenzellen. Eine Fußmassage hat daher eine unglaublich entspannende, alle Körperpunkte einbeziehende Wirkung. Die alltägliche und selbstverständliche gegenseitige Berührung durch Massage intensiviert die Beziehung zwischen Eltern und Kind ebenso wie die zwischen Liebenden.

Die Partnermassage hält die Liebe fit, körperlich und geistig. In den meisten Beziehungen entwickelt sich irgendwann der Streß des Alltags zu einem der größten Lustkiller. Wenn man aber täglich nur zehn Minuten massiert wird, kann sich dieser Streß im Körper nicht festsetzen. Muskelverhärtungen, Verkrampfungen, Kopfschmerzen oder Magengeschwüre müssen nicht sein – und auch nicht der Rückzug aus der Partnerschaft, Libidoverlust und ein nachlassendes Interesse am anderen.

Einige Grundsätze der Massage

Bevor Sie eine Partnermassage durchführen, sollten Sie sich mit einigen Grundsätzen der Massage vertraut machen.

97

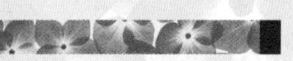

Nutzen Sie die Massage als eine Möglichkeit, dem anderen etwas Gutes zu tun, oder umgekehrt, sich verwöhnen zu lassen – ohne irgendwelche Ansprüche und Erwartungen. Die körperliche Berührung entspannt und vermag zu erregen, aber Sie sollten keineswegs die Massage mit dem Ziel einer geschlechtlichen Vereinigung beginnen. Eine solche Erwartung setzt Sie und den Partner unter Druck. Gerade hier aber wollen und müssen Sie sich keinen gesellschaftlichen, beruflichen oder wie auch immer gearteten Zwängen aussetzen. Genießen Sie diesen zarten, intimen Raum, ohne ihn zu instrumentalisieren. Hier dürfen Dinge völlig zweckfrei geschehen – abgesehen von dem Genuß, den die körperliche Berührung beschert.

Vor Beginn der Massage bereiten Sie sie folgendermaßen vor:
Der Raum braucht eine Temperatur von mindestens 22 °C, damit der Massierte nicht friert und seine Muskeln warm und weich bleiben. Legen Sie die erforderlichen Requisiten zurecht: ein leicht angewärmtes Massageöl, ein Handtuch, mit dem eventuell nicht behandelte Körperteile abgedeckt werden, kleinere Kissen, die als Unterlage unter bestimmten Körperteilen größere Bequemlichkeit schaffen.
Für die Rückenlage benötigt man ein kleines Kissen, das man unter die Halswirbelsäule schiebt, und eine Knierolle, mit der man am besten die Krümmung im Lendenwirbelbereich ausgleicht.
Bei Bauchlage sollte man jemandem mit starkem Hohlkreuz ein Kissen unter den Bauch legen. Der Kopf wird zum Massierenden hingewendet.

Über die Maßnahmen für eine angenehme Atmosphäre wurde bereits gesprochen: Gedämpftes Licht, heilsame Aromen und je nach Geschmack leise Musikklänge bereiten die Partnermassage ebenso vor wie ein möglicherweise vorher gemeinsam genossenes Bad, das zur Entspannung, Einstimmung und Lösung eventuell vorhandener Befangenheit dient. Die

Konzentration soll sich bei der Massage uneingeschränkt auf den Partner und auf die Situation beziehen. Alltagsärger darf nicht die Massage überschatten, denn dann überträgt man die negativen Gefühle auf den Partner. Leise, zarte Berührungen und ein durch ätherische Öle intensives, entspannendes Bad machen den Kopf frei. Während der Massage lassen Sie nur die Körper sprechen, vermeiden Sie ein Gespräch. Die streichelnde Berührung der Hände, die Reaktion des gestreichelten Körpers sprechen eine stumme Sprache, die liebevoll und ausdrucksstark ist, sofern man ihr nachspürt.

Die Partnermassagen sollten gegenseitig sein. Verständigen Sie sich darauf, wer wann der Gebende und wer der Nehmende ist. Massiert wird entweder auf einem nicht zu weichen Bett oder auf dem Boden, auf den man eine Decke und darüber ein großes Badetuch ausbreitet.

Beachten Sie bei der Massage unbedingt folgende Regeln:

Massieren Sie möglichst in Richtung Herz und isometrisch. Das heißt, achten Sie auf einen Ausgleich zwischen den Körperhälften. Wird der linke Arm massiert, so muß auch der rechte folgen. Üben Sie keinen Druck auf die Wirbelsäule aus, und bohren Sie auch nicht tief in knochige Bereiche.

Massieren Sie keine Körperpartien, die druckempfindliche Venen, Schnittverletzungen oder Hautausschläge aufweisen, meiden Sie entzündete Gelenke, und hören Sie sofort auf, wenn Schmerzen auftreten. Auch bei Fieber sollte man auf Massagen verzichten.

Behalten Sie möglichst den Hautkontakt bei. Wenn der Massierende zu einem anderen Körperteil wechselt und dabei seine Position leicht verändern muß, sollte er möglichst eine Hand auf der Haut des Partners ruhen lassen. Die massierenden Hände sind entspannt und verteilen pro Körperteil mit langen, gleitenden Griffen ungefähr einen halben Teelöffel Öl.

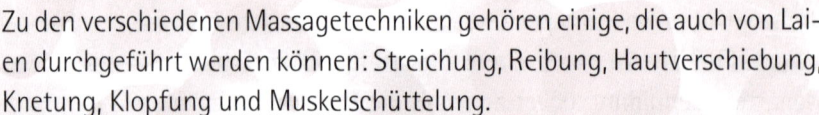
Zu den verschiedenen Massagetechniken gehören einige, die auch von Laien durchgeführt werden können: Streichung, Reibung, Hautverschiebung, Knetung, Klopfung und Muskelschüttelung.

Die Streichung, bei der die Hände flach auf der Haut aufliegen und langsam und ohne Druck über sie streichen, ist ein guter Massagebeginn, da sie eine angenehm erwärmende Wirkung hat und beruhigt.

Die mit leichtem Druck und Tempo ausgeführte Reibung hat eine weitere Erwärmung und bessere Durchblutung zur Folge. Reibungen sollten mit einer beruhigenden Streichung beendet werden.

Bei der Hautverschiebung wird die Haut gegen die Unterhaut, und diese gegen die Muskelfaszie verschoben. In noch stärkerem Maße als die Reibung dient die Hautverschiebung daher einer tiefgehenden Gewebedurchblutung.

Die Knetung unterstützt den Abtransport von Stoffwechselprodukten wie CO_2 und Milchsäure. Hierbei werden die Muskeln umfaßt und von ihrer Unterlage abgehoben.

Schließlich dient die Klopfung einer sehr starken Durchblutung und Tonussteigerung. Man sollte sie behutsam und sparsam anwenden.

Hilfreich ist es, sich der Energielinien, der sogenannten Meridiane, bewußt zu sein, die den Körper durchziehen und die Grundlage verschiedener östlicher Therapieformen, wie der Akupunktur oder des Shiatsu, bilden. Ausgehend von zwei komplementären Energien, Yin und Yang, versteht man unter Gesundheit den Zustand, in dem diese beiden Energieflüsse den Körper ungehemmt durchfließen. Krankheiten, Streß oder ein unmäßiger Lebensstil können zu einer Blockierung der Meridiane führen. Da diese ein ganzheitliches System darstellen und an bestimmten Punkten mit allen einzelnen Organen im Körper verbunden sind, kann die Blockierung der Energieleitungen zur Beeinträchtigung der betroffenen Organe führen. Kennt

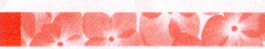

man die Meridianpunkte, so kann man sie gezielt aktivieren und die Störung beheben.

Dieses Wissen läßt sich auch im Zusammenhang mit blockierten Liebesenergien gezielt anwenden. Massiert man bestimmte Punkte, so kann man die sexuelle Erregbarkeit stimulieren, die Potenz erhöhen und eine vorzeitige Ejakulation verhindern.

Der Intimität dieser Situtation entspricht es, wenn beide Partner nackt sind. Sie können unter vielen verschiedenen Massagen auswählen. Manche Menschen entspannen sich besonders schnell bei einer Kopfhaut-, andere wiederum bei einer Fußmassage. Verspannungen in bestimmten Körperpartien werden natürlich vorrangig bearbeitet. Hier stelle ich Ihnen einige allgemeine und spezielle Massagen vor, die entspannen, entwässern und stimulieren.

Ganzkörpermassage

Sie beginnen mit dem Rücken. Der Massierende kniet sich vor den Kopf des vor ihm Liegenden und ölt dessen Rücken mit langen, streichenden Griffen ein. Nachdem der Rücken entspannt und gut durchblutet ist, bewegt sich der Massierende an die Körperseite und bearbeitet zunächst die eine, dann die gegenüberliegende Rückenhälfte mit folgenden Griffen:
- Kneten der Schultern,
- Daumenkreisen am Halsansatz,
- Daumenkreisen entlang der Wirbelsäule,
- Streichen am Rand des Schulterblatts mit leichtem Druck,
- Kneifen der Schulterblatterhebung,
- Kneten des Nackens von innen nach außen.

Wenn beide Rückenhälften bearbeitet sind, bewegen Sie sich körperabwärts und widmen sich dem Lendenwirbel- und Pobereich:
• Umkreisen von Kreuzbein und Lendenwirbeln mit sanftem Druck des Daumens,
• Kneten der Pobacken,
• Klopfen oder Kneifen der Pobacken.

Anschließend kommen die Beine dran: Sie knien sich vor die Ihnen zugewandten Füße Ihres Partners und ölen beide Beine mit langen, streichenden Griffen ein. Dann rutschen Sie neben das Bein, das Sie massieren wollen. Zunächst werden die Beine nacheinander entwässert durch
• Anheben und Schütteln,
• Streichen mit leichtem Handballendruck,
• Hautverschiebung und Kneten von unten nach oben.

Hierauf bietet sich eine Fußmassage an. Nacheinander werden der rechte und der linke Unterschenkel nach oben gebeugt und bearbeitet:
• Seitliche lockernde Drehung des Knöchels,
• Streichen über die seitlichen Sehnenstränge vom Fuß in Knierichtung,
• Daumenkreisen auf der Fußsohle,
• Dehnen und Kreisen der Zehen.

Nun wird die Vorderseite massiert, wobei man wieder am Kopf beginnt. Nach dem Einölen dehnen Sie zunächst den Hals. Dabei heben Sie leicht den Kopf an und bewegen ihn vorsichtig erst vor- und rückwärts, dann seitlich.

Die Kopfhaut wird nun erst links, dann rechts
• gedreht,

- mit kreisenden Bewegungen massiert,
- gezupft, wobei man leicht an den Haaren zieht.

Nun massieren Sie das Gesicht von oben nach unten:

- Ziehen Sie langsam die in Stirnmitte nebeneinandergestellten beiden Daumen nach außen zum seitlichen Haaransatz. Massieren Sie streifenweise, und wiederholen Sie die Stirnmassage ein- bis zweimal.
- Gleiches geschieht mit den Augenbrauen.
- Dann streichen Sie sanft mit den Daumen von innen bis zur Schläfe über die Augenlider.
- Streichen Sie mit den Daumen über die Nase.
- Die Wangen werden von oben nach unten von der Nase bis hinter beziehungsweise an die Ohren massiert.
- Kinn und Unterkiefer werden sanft von innen nach außen geknetet.

Zum Abschluß der Gesichtsmassage sollte man immer größere Streichbewegungen machen, die Gesicht, Hals und Kopfhaut in einer Bewegung zusammenfassen und auf diese Weise miteinander verbinden.

Anschließend wenden Sie sich den Armen und Händen zu. Sie knien vor dem jeweiligen Arm, den Sie behandeln, und ölen ihn mit langen, streichenden Bewegungen ein.

- Beginnen Sie mit den Fingern, die Sie nacheinander ziehen und drehen.
- Streichen Sie sanft über die Handinnenflächen und kneten dann den Arm von unten nach oben durch.
- Das Schultergelenk umfassen Sie oben und unten mit beiden Händen und drücken sie leicht gegeneinander.
- Die gleichen Bewegungen vollführen Sie nun am Arm zurück, bis Sie wieder an den Fingerspitzen angelangt sind, aus denen Sie am Schluß mehrmals kräftig die Energie hinausstreichen.

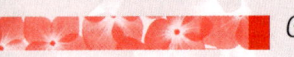

Die obere Vorderseite des Rumpfes massieren Sie vom Kopf Ihres vor Ihnen liegenden Partners aus. Ölen Sie zunächst den Bereich ein, und streichen Sie mit beiden Händen in der Brustmitte von oben bis zum Bauch hinab, wo sie sich teilen und an den äußeren Körperseiten wieder hochfahren. Ziehen Sie mit leichtem Druck von innen nach außen die Rippenpaare nach. Fangen Sie bei den oberen Rippen an, und arbeiten Sie sich zu dem untersten Paar vor. Behandeln Sie nacheinander beide Körperhälften:

• Streichen Sie seitlich mehrmals von der Taille zur Achselhöhle.
• Wiederholen Sie die Bewegung mit knetenden und hochziehenden Griffen.

Nun knien Sie sich seitlich neben Ihren Partner und beschäftigen sich mit seinem Bauch. Massieren Sie ihn nur ganz sanft, indem Sie mit der flachen Hand kreisende Bewegungen um den Bauchnabel herum beschreiben. Dann streichen Sie über die Flanken zu den Beinen hinunter. Sie knien sich vor die Füße Ihres Partners, ölen wiederum langsam und intensiv beide Beine ein und führen die gleiche Beinmassage wie bei der Bauchlage durch.

Eine sorgfältig durchgeführte Ganzkörpermassage kann bis zu zwei Stunden dauern. Aus ihren grundlegenden Bestandteilen stellen Sie sich die Elemente Ihrer regelmäßigen Partnermassage zusammen. Achten Sie aber auch bei der Massage einzelner Partien darauf, daß Sie in jedem Fall alle Körperteile wenigstens einmal berühren und dabei sanft über sie hinwegstreichen.
Eine erotische Massage, die nicht alle Körperteile betrifft, aber dennoch eine weitreichende Wirkung hat, bewegt sich ausschließlich die Wirbelsäule vom Halsansatz bis zum Gesäß hinab. Hier streicheln Sie unter Verwendung eines sinnlichen Massageöls mit Sandelholz immer wieder den Rücken von oben nach unten entlang. Schließlich streicheln und kneten Sie das Gesäß, um die Spannung dort zu lösen.

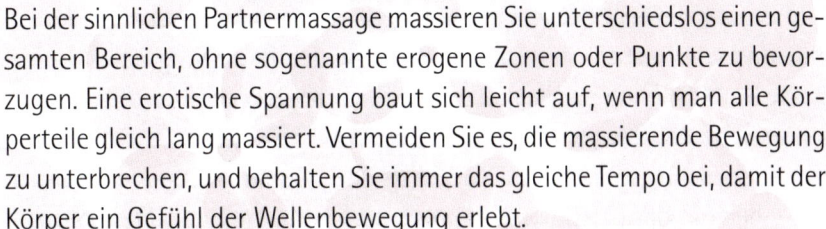

Bei der sinnlichen Partnermassage massieren Sie unterschiedslos einen gesamten Bereich, ohne sogenannte erogene Zonen oder Punkte zu bevorzugen. Eine erotische Spannung baut sich leicht auf, wenn man alle Körperteile gleich lang massiert. Vermeiden Sie es, die massierende Bewegung zu unterbrechen, und behalten Sie immer das gleiche Tempo bei, damit der Körper ein Gefühl der Wellenbewegung erlebt.

Einen besonderen Effekt vermittelt eine Haarmassage, bei der ein Partner auf dem Rücken des anderen sitzt, sich vorbeugt und nur mit den Haaren dessen Haut berührt. Fahren Sie langsam und genüßlich über alle erreichbaren Körperteile, und spüren Sie der aufkommenden knisternden Spannung zwischen Haut und Haaren nach.

Auch eine Haut-auf-Haut-Massage kann zu enormer Sensitivität führen. Statt mit den Haaren wird der unten liegende Körper mit dem Mund oder der Brusthaut zart berührt. Diese Körperteile bewegen sich kaum spürbar über den Rücken und vermögen regelrechte Schauerorgien zu erwecken. Je langsamere Bewegungen man dabei macht, desto deutlicher lassen sich die Energieschwingungen zwischen beiden Körpern erspüren.

Brustmassage

Wohliges Entzücken kann die folgende Massage des Busens bei der Frau auslösen: Der Partner beschreibt mit der Innenseite der Hand eine Bewegung um die Brüste, die einer Acht ähnelt. Beginnend mit der Unterseite der rechten Brust streicht er langsam zur Körpermitte hin und fährt zwischen beiden Brüsten nach oben, wo er am oberen Rand der linken Brust nach außen streicht. Dort umrundet die Hand die Brust abwärts und bewegt sich wieder zur Körpermitte, wo sie die rechte Brust oben umrundet.

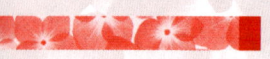
Die langsam gleitende Bewegung vollzieht sich in immer gleichem Rhythmus und wird nicht unterbrochen. Diese Achter-Bewegung bewirkt eine starke Durchblutung und Stimulierung des Brustgewebes und läßt den Busen geradezu aufblühen.

Eine spezielle Brustmassage, die der Vergrößerung und Festigung der Brust dient, besteht darin, jede Brust für sich zu massieren. Dabei beginnt man an der Brustinnenseite oben und beschreibt bei der Massage einen Bogen nach unten um die Brustwarze bis zum oberen äußeren Brustansatz.

Spezielle Druckpunkte zur sexuellen Stimulation befinden sich an der Innenseite der Brüste rechts und links der Speiseröhre.

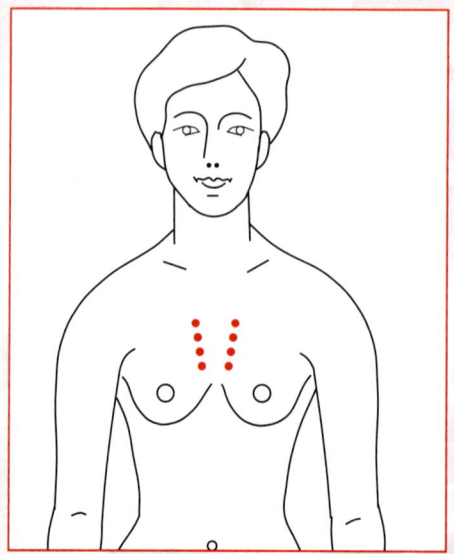

Akupressionspunkte zur Steigerung der sexuellen Erregbarkeit der Frau

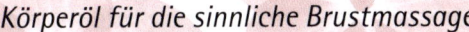

Körperöl für die sinnliche Brustmassage

Vermischen Sie je 50 ml Jojoba- und Aloe-Vera-Öl miteinander, und fügen Sie diesem Basisöl 7 Tropfen Rose und 5 Tropfen Ylang-Ylang hinzu.

Fußmassage

Eine Fußreflexzonenmassage beeinflußt den gesamten Körper, da sie auf dem Prinzip beruht, daß jedes Körperorgan einem bestimmten Druckpunkt im Fuß entspricht. Die Stimulierung dieser Punkte beeinflußt die entsprechenden Körperbereiche, kann sie beruhigen oder anregen und dortige Blockierungen beseitigen. Bei Verspannungen im Rücken, bei Kopfschmerzen, Müdigkeit, Lustlosigkeit und Depressionen wirkt eine Fußmassage wahre Wunder.

Angesichts der Vielzahl an Nerven, die in den Füßen enden, und der Druckpunkte, die mit sämtlichen Körperteilen in Verbindung stehen, spiegelt sich in den Füßen der Gesamtzustand des Menschen wider. Die Füße werden von den meisten völlig ungerechtfertigt vernachlässigt, in zu enge Schuhe gepreßt und viel zu selten gebadet, gestreichelt und massiert.

Der liebe- und respektvolle Umgang mit den Füßen des Partners in einer Massage führt zu nachhaltigem Wohlbefinden und drückt am deutlichsten die tiefe Zuneigung aus, die man dem anderen gegenüber empfindet.

Halten Sie den Fuß mit einer Hand, und massieren Sie zunächst mit langsam kreisenden Daumenbewegungen die Fußsohle, bevor Sie sie mit leichtem Druck kneten. Die Bewegung sollte die Durchblutung anregen, aber nicht zu kräftig sein, da sie sonst unangenehme Gefühle auslösen kann. Anschließend wenden Sie Ihre Aufmerksamkeit der Fußoberseite zu. Streichen, reiben und kneten Sie von den Zehen bis zu den Knöcheln den Fuß

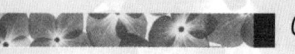

mehrmals von unten nach oben. Im nächsten Schritt massieren Sie von der Mitte der Fußoberseite zu den Seiten. Benutzen Sie hierbei beide Hände parallel, und stützen Sie den Fuß auf Ihrem Unterschenkel auf.

Sowohl bei der Fußsohlen- wie bei der Oberseitenmassage gilt, daß man zwischendurch immer wieder die gesamte Fußfläche langsam ausstreicht. Nun kommen die Zehen dran. Zupfen Sie jeden einzelnen mehrmals vom Fuß weg, spreizen Sie ihn zur Seite, nach vorn und hinten und bewegen ihn in kleinen Kreisen. Diese kreisenden Bewegungen vollziehen Sie im Anschluß mit dem ganzen Fuß, der auf diese Weise vom Knöchel her gelockert wird. Bewegen Sie den Fuß ganz sanft. Falls Sie Widerstand bemerken, nehmen Sie die Bewegung zurück.

Bestimmte Stimulationspunkte zur Anregung der Libido befinden sich auf der Fußunterseite auf einer Linie zwischen Ferse und Zehen sowie an der Innenkante des Fußgewölbes. Massieren Sie diese Punkte mit sanften Kreisbewegungen des Daumens. Beidseits der Ferse befinden sich zwei zu Beginn der Fußreflexzonenmassagen sehr empfindliche Punkte, die in Beziehung zu den Geschlechtsorganen stehen. Eine Pression dieser Punkte bei Frauen lindert Menstruationsbeschwerden.

Auf der Fußoberseite befindet sich eine schmale Zone direkt vor dem Übergang ins Bein, deren Stimulation bei Unfruchtbarkeit hilft.

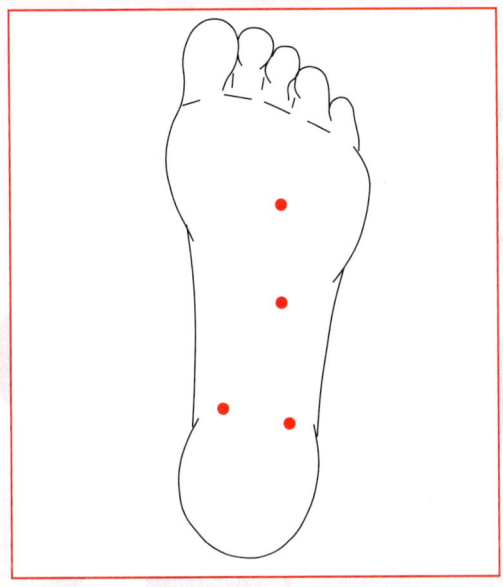

Sexuelle Stimulationspunkte auf der Fußunterseite

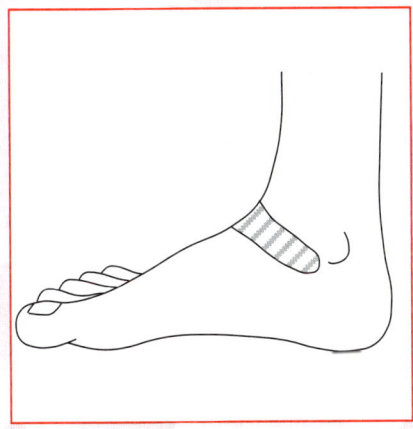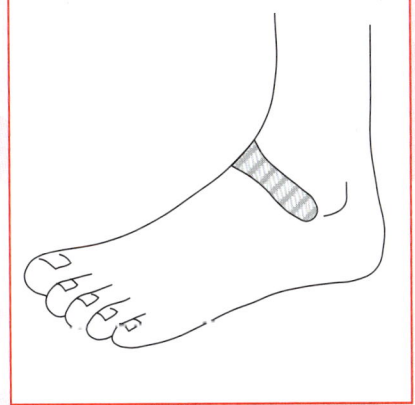

Stimulationsbereich bei Unfruchtbarkeit

Hautöle für die sinnliche Fußmassage

Vermischen Sie entweder:
Je 10 Tropfen Lavendel, Rosmarin und Bohnenkraut
oder: Je 10 Tropfen Zimt und Koriander und 3 Tropfen Minze
oder: Je 10 Tropfen Salbei, Rosenholz und Lavendel
mit 10 ml Weizenkeimöl .

Handmassage

Die Hände sind überaus sensible Bereiche, in denen ebenfalls viele Nerven enden. Ein ganz leichtes Streichen über die Handinnenflächen kann bereits heftige Wonneschauer hervorrufen und uns eine Gänsehaut einjagen.
Das gegenseitige Streicheln zweier Hände ist wie keine andere Berührung geeignet, einander Zartheit und Liebe nuancenreich zu vermitteln. Am besten massieren Sie sich die Hände daher gegenseitig.
Nehmen Sie die Hand des Partners, die Sie massieren wollen, in Ihre Hand, und streichen Sie mit der anderen langsam und ganz leicht die Sehnen entlang, die auf dem Handrücken verlaufen. Diese Bewegung vermag unglaublich sinnliche Wirkungen hervorzurufen.
Dann spreizen Sie die Finger auseinander und drücken nacheinander kurz auf die Häutchen zwischen den Fingern. So wird der Lymphfluß angeregt und aufgrund der reflektorischen Verbindung dieser Handpunkte mit den verschiedenen Körperteilen dafür gesorgt, daß die Energie ungehindert durch den Körper fließt.
Schütteln Sie die Hand nun leicht aus, und massieren Sie ihren Rücken mit kreisenden Bewegungen des Daumens.

110

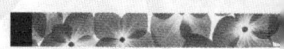

Nun nehmen Sie sich die Handinnenfläche vor und beginnen hier mit knetenden und reibenden Bewegungen vom Fingeransatz bis zum Handgelenk. Massieren Sie mit kreisenden Daumenbewegungen den Venushügel unterhalb des Daumens und wandern dann zur Außenseite der Hand, die ebenfalls durch leichtes Kreisen angeregt wird. Schließlich ziehen Sie die Handlinien sanft nach, ohne Druck auszuüben.

Nun nehmen Sie nacheinander die Finger zwischen Ihren Zeigefinger und Daumen und wandern von der Fingerwurzel an den Seiten entlang bis in die Spitzen. Spielen Sie dabei. Sie können die Finger reiben, pressen, drücken oder kreisen. Sie werden schnell herausfinden, welche Bewegung dem Partner – und Ihnen – das größte Wohlbehagen beschert.

Streichen Sie zum Schluß beide Hände aus, und legen Sie Ihre Hände behutsam und fürsorglich auf die Ihres Partners. Sie spüren den starken Energiestrom, der zwischen Ihnen beiden pulsiert.

Auch die Hand enthält Punkte, deren Stimulation zu verstärkter Libido und Potenz führt. An den Daumenenden beider Hände befindet sich ein Bereich, der die Liebesfähigkeit verstärkt und bei Impotenz beziehungsweise Unfruchtbarkeit hilft.

Die Massage des unteren Randes des Venushügels regt die Gebärmutter beziehungsweise Prostata an, während an dem gegenüberliegenden äußeren Handrand der Stimulationsbereich für Eierstöcke beziehungsweise Testikel liegt.

Gezielter Einsatz von Ölen

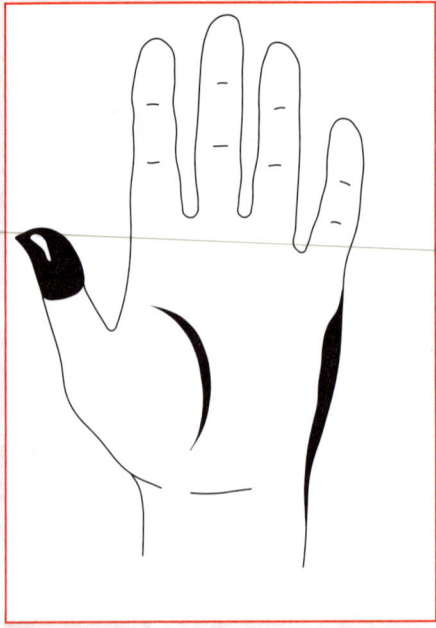

Stimulationspunkte zur Stärkung der Sexualkraft

Hautöle für die sinnliche Handmassage

Vermischen Sie 50 ml Mandelöl mit entweder:
10 ml Rosenwasser
oder: 5 Tropfen Rosenholz und 3 Tropfen Lavendel
oder: Je 2 Tropfen Jasmin, Ylang-Ylang und Rosmarin.

Massage der Kopfhaut

Bei dieser Massage rieselt es Ihnen den Rücken hinunter, wenn Ihr Partner sie hingebungsvoll ausführt. Zudem hilft sie wunderbar gegen Kopfschmerzen. Dabei ist sie ganz einfach und besteht aus nur wenigen Handgriffen.

Sie können die Massage mit und ohne Öl durchführen. Stellen Sie sich hinter den Kopf des Partners, streichen Sie seine Haare zurück, und umspannen Sie mit beiden Händen die gesamte Kopfhaut. Streichen Sie mit leichtem Druck mehrfach nach hinten. Nun kraulen Sie mit leichten Kreisbewegungen die gesamte Kopfhaut, als wollten Sie sie shampoonieren.

Anschließend legen Sie alle Finger fest auf die Kopfhaut und schieben diese leicht hin und her. Gelegentlich wird die Lage der Finger leicht verändert, damit alle Kopfbereiche erfaßt werden. Zum Schluß streichen Sie langsam vom Haaransatz zur Kopfhinterseite aus.

Einen besonderen Stimulationspunkt finden Sie in der Mitte unten am Hinterkopf, dort wo Kopf und Hals sich treffen. Durch das Massieren dieses Punktes unterstützt man bei Frauen Schönheit und Festigkeit der Brüste.

Gezielte Massage zur Verbesserung der Liebesfähigkeit

Die folgende Darstellung zeigt die Druckpunkte auf, deren Stimulierung sich auf verschiedene Bereiche der Sexualität bezieht.

Diese Punkte werden mit sanften, langsamen Bewegungen der Finger oder Daumen im Uhrzeigersinn massiert. Benutzen Sie Massageöle, die die Liebesfähigkeit anregen. Für einen vernachlässigten Körper, der vor Anspannung ganz unempfindlich für Berührungen ist, empfehle ich Geranium und Muskateller Salbei, beides ätherische Öle, die zugleich auch Aggressionen zu lösen vermögen.

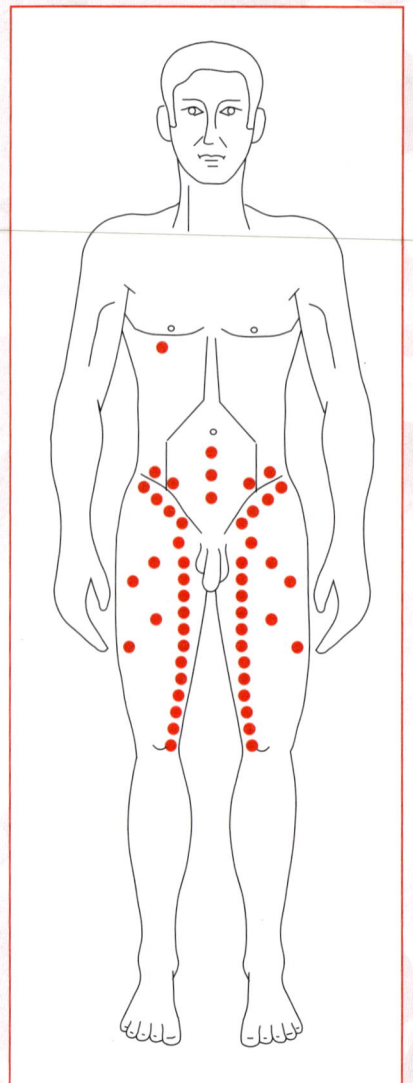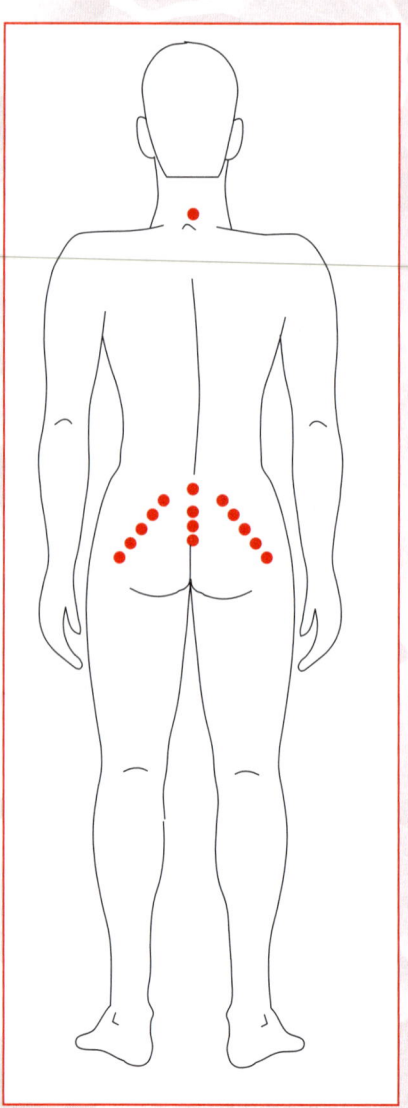

Die Stimulationspunkte beim Mann

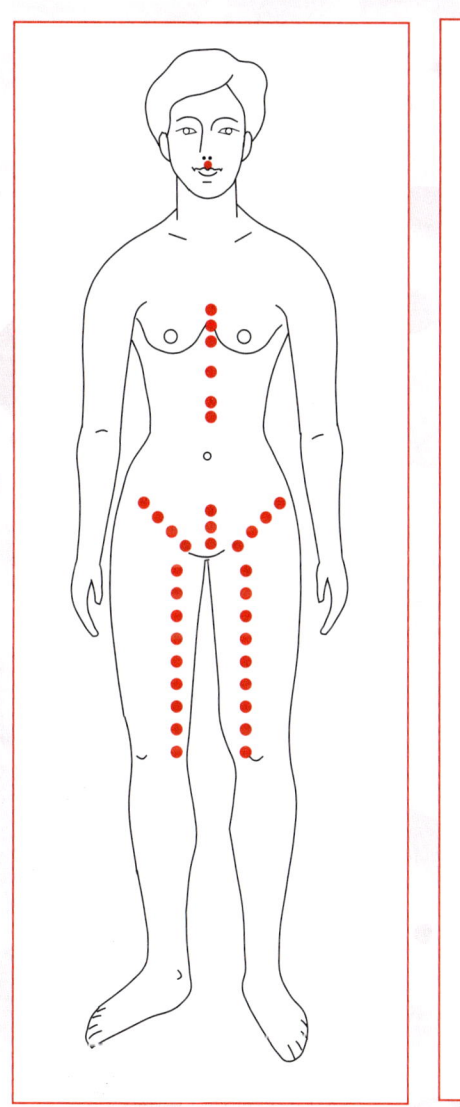
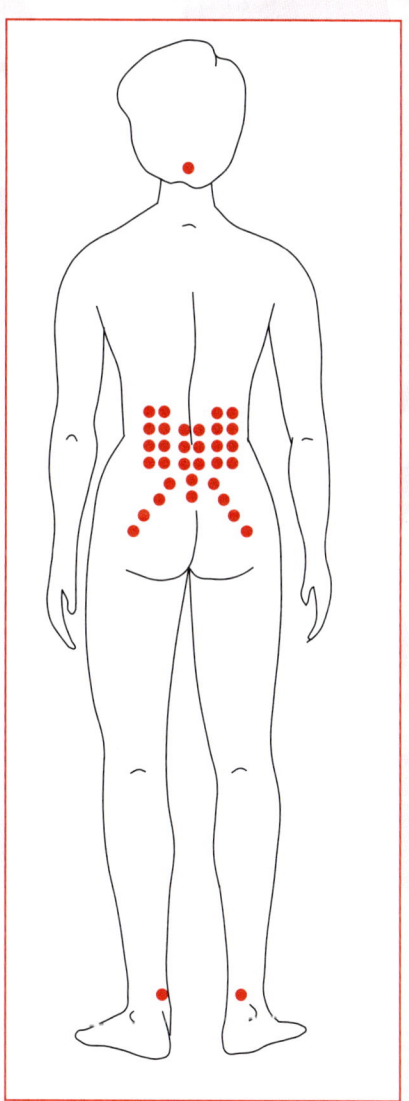

Die Stimulationspunkte bei der Frau

4.
Schönheit durch Öle

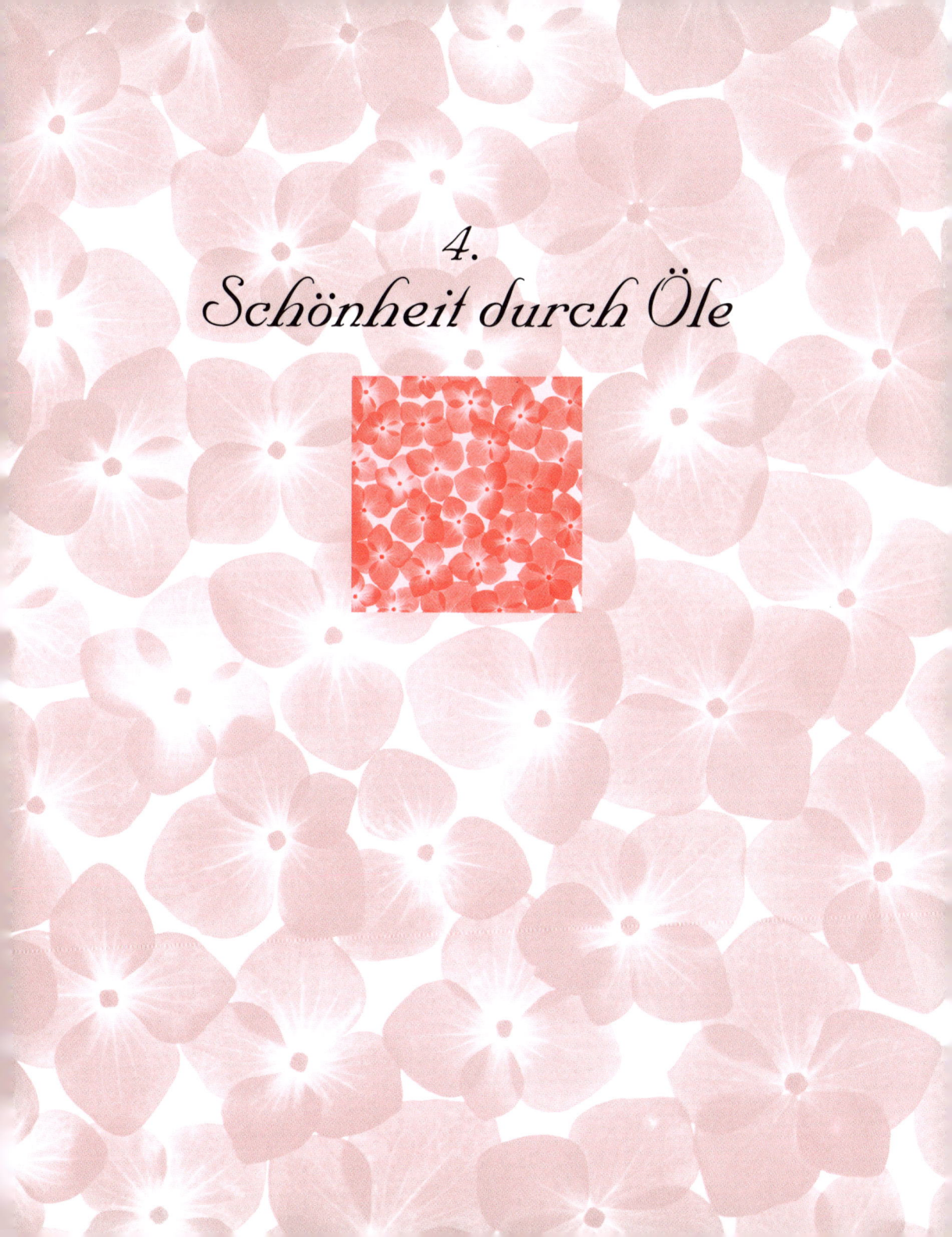

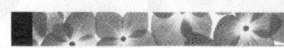

SCHÖNHEIT IST KEIN UNNÖTIGER LUXUS. SIE IST VOR ALLEM EIN ZEICHEN VON GESUND-
HEIT, EIN ZEICHEN, DASS DIE EINHEIT KÖRPER-GEIST INTAKT IST.

MAURICE MESSÉGUÉ

Wahre Schönheit kommt von innen. Eine schöne Haut, ein schönes Gesicht, ein schöner Ausdruck spiegeln innere Gesundheit, Zufriedenheit und
Ausgeglichenheit wider. Entsprechend gilt es, Schönheit von innen zu erreichen: durch eine Lebensweise, die uns Freude und Gesundheit beschert.
Am Zustand der Haut läßt sich häufig der körperliche und seelische Zustand eines Menschen ablesen. Daher ist es wenig sinnvoll, Hautunregel-
mäßigkeiten oder gar -krankheiten durch Schminke zu übertünchen. Wenn
die Wurzel dieser Anomalien beseitigt werden kann, braucht es keine teuren und nicht immer hilfreichen Kosmetika mehr: Ein ungeschminktes Gesicht ist am schönsten.
Die heilenden und pflegenden Inhaltsstoffe hochwertiger Pflanzenöle machen diese zu einer wichtigen Grundlage von geschmeidig machenden
kosmetischen Pflegemitteln, Massageölen oder Badezusätzen. Ätherische
Öle lassen sich mit den fetten pflanzlichen Ölen sehr gut verdünnen.
Achtung: Mineralische Öle sollte man hingegen meiden. Diese sind aus Erd-
öl gewonnen und setzen sich völlig anders zusammen als Pflanzenöle. Sie
bestehen überwiegend aus gesättigten Fettsäuren und können kaum über
die Haut aufgenommen werden. Im Gegenteil führen sie zu Verstopfun-
gen der Poren. Innere Anwendung von Mineralölen kann Herz- und Ge-
fäßerkrankungen nach sich ziehen.

119

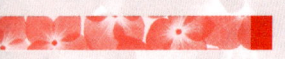

Die Haut

Jede Haut ist anders, auch wenn man sie in bestimmte Typen, wie fette, trockene, empfindliche u.a. Haut, zusammenfaßt. Aber ist nicht die Haut als unser größtes Körperorgan viel mehr als nur „trocken", „fett" oder „empfindlich"?

Ihre Hauptaufgabe besteht in der Ausscheidung von Körperabfallstoffen sowie im Schutz der inneren Organe. Beide Funktionen erfüllt sie dank ihrer Halbdurchlässigkeit. Kleine, einfach strukturierte Moleküle dringen durch die Haut, während sie für größere Moleküle undurchlässig ist. Da die ätherischen und fetten pflanzlichen Öle in der Regel durch die Haut in die Lymphkanäle, Kapillaren und Blutbahnen des Körpers eindringen, wirken sie sich in starkem Maße auch innerlich aus. Daher sollten nicht allein der „Hauttyp", sondern auch die Persönlichkeit bei der individuellen Anpassung von Hautpflegemitteln an die eigenen Hautbedürfnisse beachtet werden.

Durch Mischung von verschiedenen Ölen hat man die Möglichkeit, sowohl auf den Charakter der eigenen Haut als auch auf die körperlichen und seelischen Bedürfnisse des ganzen Menschen optimal einzugehen.

Betrachten wir zunächst einmal die unterschiedlichen Hautarten und die Anforderungen, die sie an eine angemessene Pflege stellen. In der Kosmetik wird nach folgenden Hauttypen unterteilt: normale, trockene, fette, alternde, faltige, empfindliche, rissige, entzündliche oder Aknehaut. Die sogenannte Mischhaut zeichnet sich durch unterschiedliche Eigenschaften aus, z.B. kann im Gesicht die Haut um die Augen herum trocken und gleichzeitig an Kinn und Nase fett sein. In diesem Fall müssen die verschiedenen Hautpartien unterschiedlich behandelt werden.

Die Haut ist der Spiegel unserer gesundheitlichen Befindlichkeit. Krankheit, Unwohlsein oder Erschöpfung lassen sich am Zustand der Haut erkennen.

Natürlich ist es unser Ziel, eine schöne und gesund aussehende Haut zu haben, allerdings dürfen wir uns mit der rein äußerlichen, kosmetischen Pflege der Haut nicht begnügen. Eine gesunde Lebensweise ist Voraussetzung für eine gesunde Haut. Zu den unerläßlichen Bedingungen für eine gesunde Lebensweise zählen:

- gesunde, rohkostreiche, ballaststoffhaltige, ausgewogene Ernährung,
- Verzicht auf Alkohol, Nikotin und viel Koffein,
- viel Sauerstoff und Bewegung an frischer Luft,
- regelmäßige Phasen der Entspannung,
- viel Schlaf.

Für die verschiedenen Hauttypen eignen sich jeweils unterschiedliche Basis- wie auch ätherische Öle.

Schema der menschlichen Haut
Dieses Schema verdeutlicht, in welcher Weise Öle auf die Haut einwirken.

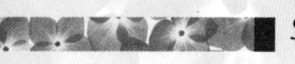

Die äußere Hautschicht, die Epidermis, setzt sich aus verschiedenen Lagen von Hautzellen zusammen. Deren unterste Schicht produziert neue Hautzellen, die allmählich an die Hautoberfläche wandern und dabei Feuchtigkeit verlieren. Schließlich werden sie als abgestorbene Hautschuppen abgestoßen. Dieser Prozeß dauert je nach Hautbeschaffenheit und Alter ungefähr drei Monate.

Unter der Epidermis befindet sich die Lederhaut, die Cutis, die die Haut polstert und ihr Festigkeit und Elastizität verleiht. In ihr befinden sich Adern, Lymphgefäße, Talg- und Schweißdrüsen und winzige Muskeln, die bei Kälte dafür sorgen, daß sich die Haare aufrichten. Somit erfüllt diese Hautschicht mehrere Aufgaben: Hier findet der Austausch von Sauerstoff und Nährstoffen mit dem inneren Körperorganismus, die wesentlichen Stoffwechselprozesse, ebenso statt wie die Wärmeregulierung des Körpers.

Die Unterhaut, Subcutis, enthält Fettzellen, die als Körperreservoir für Hungerzeiten gelten. In ihr können zudem größere Mengen an Wasser und Blut gespeichert werden.

Während die Haut den Organismus vor zerstörerischen Einwirkungen wie Hitze, Bakterien, Schlägen und starken Strahlen schützt, ermöglicht sie gleichzeitig das Eindringen ätherischer Duftstoffe, die dort in die Blut- und Nervenbahn gelangen und so von innen auf den Körper einwirken.

Welches Öl für welchen Hauttyp?

NORMALE HAUT
Aussehen: Die normale Haut zeichnet sich durch eine gesunde Durchblutung und glatte, feinporige, elastische Struktur aus, die weder Unreinheiten oder Schuppen noch Fettglanz aufweist. Ihre Talgdrüsen funktionieren normal und passen sich den Witterungsverhältnissen an.
Geeignetes Basisöl: Sanddornextrakt, Jojoba, Aloe Vera, Mandel, Borretsch, Aprikosenkern.
Geeignetes ätherisches Öl: Bergamotte, Benzoe, Geranium, Karotte, Lavendel, Myrte, Rose, Rosenholz, Sandelholz, Ylang-Ylang, Zitrone.

TROCKENE HAUT
Aussehen: Die trockene Haut ist fein und hat eine dünne Hornschicht. Wegen fehlender Elastizität altert sie schnell und wird faltig. Sie neigt zu Unverträglichkeiten, Juckreiz und allergischen Reaktionen. Die trockene Haut sollte nicht mit Seife gereinigt werden, sondern statt dessen mit Hydro-Ölen und Hydro-Emulsionen. Vorsicht ist auch bei heißen Dampfbädern und alkoholischen Lösungen angebracht.
Geeignetes Basisöl: Mandel, Avocado, Aloe Vera, Weizenkeim.
Geeignetes ätherisches Öl: Bergamotte, Galbanum, Geranium, Grapefruit, Jasmin, Kamille, Karotte, Lavendel, Mandarine, Orange, Petitgrain, Salbei, Sandelholz, Zedernholz.

FETTE HAUT
Aussehen: Sie ist oft großporig und produziert zuviel Talg, so daß ein Fettfilm die Haut überzieht. Die Poren sind häufig verstopft, und es bilden sich Mitesser. Oft sieht die fette Haut gelblich, dick und unfrisch aus. Gesichtswasser darf bis zu 50% Alkohol enthalten, Dampfbäder empfehlen sich zur

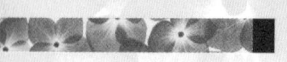

Reinigung ebenso wie Hydro-Öle und Seifen.

Geeignetes Basisöl: Sonnenblumenkern, Sanddornextrakt, Nachtkerze, Jojoba, Aloe Vera.

Geeignetes ätherisches Öl: Bergamotte, Kamille, Kampfer, Kiefernnadel, Lavendel, Melisse, Rosenholz, Rosmarin, Salbei, Teebaum, Zitrone.

ALTERNDE HAUT

Aussehen: Mit zunehmendem Alter läßt die Talgproduktion nach, so daß die Haut trockener wird. Im Wangenbereich kann es zudem zu geplatzten Äderchen und Verfärbungen kommen. Falten bilden sich, und die Haut nimmt ein stumpfes Aussehen an.

Geeignetes Basisöl: Avocado, Jojoba, Mandelkern, Weizenkeim.

Geeignetes ätherisches Öl: Geranium, Jasmin, Kamille, Neroli, Patchouli, Rose, Weihrauch.

EMPFINDLICHE HAUT

Aussehen: Die empfindliche Haut ist meist trocken und reagiert überempfindlich auf Temperaturunterschiede, psychische Belastungen sowie äußere Reize. Sie schuppt und rötet sich schnell.

Geeignetes Basisöl: Aloe Vera, Aprikosenkern, Avocado, Jojoba, Erdnuß, Walnuß.

Geeignetes ätherisches Öl: Birkenrinde, Grapefruit, Kamille, Lavendel, Melisse, Muskateller Salbei, Neroli, Sandelholz, Rose, Weihrauch.

ENTZÜNDLICHE ODER AKNEHAUT

Aussehen: Eine Problemhaut, die zu erweiterten Poren, Mitesser- und Pickelbildung neigt. Die Talgdrüsen sind schnell verstopft und infiziert.

Geeignetes Basisöl: Aloe Vera, Erdnuß, Leinsamen, Mandel, Nachtkerze, Sanddorn, Sonnenblumenkern, Walnuß.

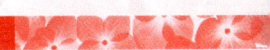

Geeignetes ätherisches Öl: Baldrian, Bergamotte, Geranium, Fenchel, Jasmin, Lavendel, Kampfer, Majoran, Mandarine, Myrte, Petitgrain, Rose, Sandelholz, Schafgarbe, Teebaum, Ysop, Zitrone.

RISSIGE HAUT

Aussehen: Wenn die Haut in bestimmten Bereichen kaum noch gefettet wird, ständig mit Wasser oder chemischen Mitteln in Berührung kommt oder extremen Wettereinflüssen ausgesetzt ist, wird sie rissig. Fast jeder ältere Mensch hat schon erlebt, daß im Winter z.B. die Haut im Fersenbereich so trocken und spröde wird, daß sie verhärtet und viele weiße Risse aufweist. Manchmal entzündet sich rissige Haut.

Geeignetes Basisöl: Aloe Vera, Avocado, Mandel, Nachtkerze, Weizenkeim.
Geeignetes ätherisches Öl: Benzoe, Birkenrinde, Lavendel, Myrrhe, Zedernholz.

Naturkosmetik für jeden Hauttyp

Pflanzliche und ätherische Öle eignen sich hervorragend für die verschiedensten Formen der Gesichts-, Körper- und Haarpflege. Ihre Vorteile gegenüber chemischen Kosmetika bestehen darin, daß man sie individuell nach den eigenen Bedürfnissen und Vorlieben zubereiten kann und daß sie nicht nur äußerlich wirken, sondern in tiefe Hautschichten eindringen und von dort in den Blutkreislauf geraten. Wir wollen uns nun im einzelnen den naturkosmetischen Pflegemöglichkeiten mit Ölen von Gesicht, Körper und Haaren zuwenden.

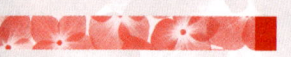

Gesichtscreme

Die regelmäßige Hautreinigung hat eine unangenehme Nebenwirkung: Es werden nicht nur Unreinheiten beseitigt, sondern auch der aus einem Fett- und Feuchtigkeitsfilm bestehende Schutzmantel wird zerstört und muß sich erst allmählich wieder aufbauen. Je nach Hautbeschaffenheit dauert dies ein bis zwei Stunden. Gesichtscremes übernehmen also die Aufgabe des sogenannten Hydrolipid- und Säuremantels der Haut, der beim Waschen zerstört wurde. Zudem schützen sie die Haut vor Sonnenstrahlen, Austrocknung durch starken Wind oder Heizungsluft und aggressive Umwelteinwirkungen wie durch Zigarettenrauch entstehende freie Radikale. Die Zubereitung von natürlichen Cremes erfordert absolute Sauberkeit der benutzten Gefäße. Da die ohne Konservierungsstoffe zubereitete Creme nicht länger als zwei Wochen haltbar ist, wird sie in kleinen Mengen zubereitet. Stellen Sie sie dennoch in den Kühlschrank, um sicherzugehen, daß Ihnen die Creme nicht schlecht wird. Sollte sie trotzdem einmal ranzig riechen oder zu schimmeln beginnen, werfen Sie sie weg.
Zu den hygienischen Anforderungen an die Arbeitsgeräte und Tiegel gehört, daß man keine chemischen Reiniger benutzt. Am besten spült man die Gefäße kurz vor der Benutzung mit Alkohol, kochendem Wasser oder zumindest unter fließendem heißem Wasser aus.
Für die Zubereitung von Cremes benötigen Sie einen Meßbecher, eventuell eine Briefwaage, einen Wassertopf für das Wasserbad, in dem Sie die Creme herstellen, einen hochrandigen Plastikrührbecher, einen elektrischen Mixer oder einen Rührlöffel, einen Plastikspatel und Cremetöpfchen.

Herstellung von Cremes

Im Wasserbad werden feste Bestandteile wie Bienenwachs, Kakaobutter oder Lanolin anhydrid (Erläuterungen s. Anhang) geschmolzen. Sobald

126

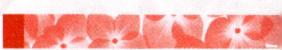

man eine klare Fettphase erhalten hat, rührt man nach und nach erst das Öl – falls mit dem elektrischen Mixer: auf kleinster Stufe –, dann das erwärmte Aquarôme so lange hinein, bis die Mischung abgekühlt ist. Zum Schluß fügt man einige Tropfen ätherischen Öls hinein, rührt die Creme kalt und füllt sie in Töpfchen ab.

Die erfahrene Köchin weiß, daß auch die sorgfältigste Befolgung von Koch- und Backrezepten nicht immer zum gewünschten Ergebnis verhilft, sondern man mit Erfahrung und Fingerspitzengefühl selbst dosieren muß. Gleiches gilt auch für die Zubereitung von selbstgemachter Kosmetik. Verfolgen Sie aufmerksam die Konsistenz der sich entwickelnden Creme, und entscheiden Sie nach Gefühl, ob Sie die volle Menge Aquarôme hinzufügen wollen oder lieber etwas weniger. Die Qualität und Frische der einzelnen Bestandteile, auch die Temperaturen oder hygienischen Voraussetzungen können das Ergebnis variieren. Falls eine Creme nicht gelingt, kann man sie dennoch weiterverwenden, indem man sie entweder unter eine andere Creme rührt oder einfach als pflegenden Bade- oder Duschzusatz verwendet.

Rezepte für Hautcremes

Grundrezept für normale Haut

> 7 g Lanolin
> 5 g Bienenwachs
> 30 g kaltgepreßtes Öl (Jojoba-, Mandel-, Nachtkerzenöl)
> 15 bis 20 ml destilliertes Wasser oder Aquarôme
> 1 bis 5 Tropfen ätherisches Öl nach Belieben
> oder

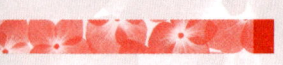

5 g Kakaobutter
5 g Bienenwachs
8 g Lanolin
10 ml Weizenkeimöl
10 ml Mandelöl
8 ml Aloe-Vera-Öl
5 ml Jojobaöl
40 bis 50 ml Orangenblüten- oder Rosenwasser
4 Tropfen ätherisches Öl nach Belieben

Cremes für trockene Haut

50 g Kakaobutter
20 ml Jojobaöl
2 Tropfen Lavendel
2 Tropfen Patchouli
3 Tropfen Sandelholz
oder
10 g gelbes Bienenwachs
40 ml Avocadoöl
20 ml Rosenwasser
3 Tropfen Ylang-Ylang
4 Tropfen Rosenholz
3 Tropfen Orange
oder
10 g Lanolin anhydrid
3 g Bienenwachs
10 ml Jojobaöl

10 ml Nachtkerzenöl
10 ml Aloe-Vera-Öl
30 ml Rosenwasser
3 Tropfen Jasmin
oder
5 g Bienenwachs
3 g Kakaobutter
15 g Lanolin anhydrid
40 ml Avocadoöl
40 ml Rosen- oder Melissenwasser
4 Tropfen Lavendelöl

Hautcremes für fette Haut

40 g Kakaobutter
20 ml Jojobaöl
5 Tropfen Bergamotte
5 Tropfen Weihrauch
7 Tropfen Zitrone
oder
3 g Wachs
6 g Lanonlin anhydrid
20 ml Mandelöl
20 ml Nachtkerzenöl
20 ml Zitronensaft
20 ml Hamameliswasser
oder

5 g Bienenwachs
15 g Lanolin anhydrid
20 ml Weizenkeimöl
30 ml Jojobaöl
40 ml Hamameliswasser
2 Tropfen Weihrauch
2 Tropfen Zitrone

Reinigungscreme

10 g Bienenwachs
30 ml Mandelöl
10 ml Hamameliswasser
2 TL Lecithin
5 Tropfen ätherisches Öl nach Wahl

Die Creme wird in kreisenden Bewegungen auf Gesicht und Hals massiert und anschließend mit einem Reinigungstuch oder einem warmen Lappen abgewischt. So werden Hautreste und Stoffwechselschlacken schonend beseitigt.
Anschließend empfiehlt sich eine Nachreinigung mit einem Gesichtswasser.

Packungen und Masken

Packungen und Masken entschlacken und entgiften die Haut und dienen sowohl ihrer Gesundheit wie ihrer Pflege. Mit regelmäßigen Packungen und Masken kann man die Haut straffen und verjüngen. Allerdings ist es wichtig, daß die Zusammensetzung auf den jeweiligen Hauttyp abgestimmt ist, sonst schadet man der Haut mehr, als daß man sie erfrischt.
Packungen und Masken werden auf das Gesicht aufgetragen, wobei man Augen, Mund und Nase ausspart, und nach 15 bis 30 Minuten wieder lauwarm abgewaschen beziehungsweise mit einer warmen Kompresse abgenommen. Der Unterschied zwischen einer Packung und einer Maske besteht darin, daß die Packung feucht und geschmeidig bleibt, während die Maske erstarrt.
Bewährte Bestandteile sind die mineralreiche Heilerde, entfettende und die Blutzirkulation anregende Weizenkleie, die hautregenerierenden Weizenkeime, Quark, Buttermilch, Aquarôme und natürlich kaltgepreßte Öle. Zur Regulierung des ph-Wertes empfiehlt es sich, der jeweiligen Mischung einen Tropfen Zitrone hinzuzufügen.

Gesichtspackungen für jede Haut

20 ml Rosenwasser
20 ml Lavendelwasser
vermischen, erhitzen und mit Heilerde anrühren
oder
1 TL Honig
1 EL Magerquark
1 TL Weizenkeimöl
1 TL Jojobaöl

oder

2 EL Rosenwasser

1 EL Heilerde

3 Tropfen ätherisches Öl nach Wahl

oder

1 kleines Stück pürierte Gurke

1 EL Weizenkeimöl

1 TL Vollkornweizenmehl

verrühren und auftragen

Gesichtspackungen für trockene Haut

Mischen Sie Mandel-, Avocado- und Aloe-Vera-Öl, erwärmen Sie die Mischung leicht, und tränken Sie damit ein gesichtsgroßes Stück Watte, das auf die Haut aufgelegt wird. Öffnungen für Augen, Mund und Nase müssen natürlich ausgespart werden. Anschließend wird überschüssiges Öl vorsichtig vom Gesicht abgetupft.

oder

1 EL Weizenkeime

$1/2$ TL Weizenkeimöl

1 EL Buttermilch

1 EL Karottensaft

oder

2 EL Magerquark

1 EL Honig

$1/2$ TL Mandelöl

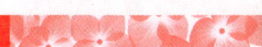

Gesichtspackungen für fette Haut

1 EL Heilerde
2 EL Hamameliswasser
1 Tropfen Zitrone
2 Tropfen Teebaum
oder
2 EL Weizenkleie
1 EL Buttermilch
1 EL Magerquark
1 EL Kamillentee
oder
3 EL Heilerde
3 EL heißes Hamameliswasser
$1/2$ TL Olivenöl
$1/2$ TL Zitronensaft

Gesichtspackungen für die Mischhaut

2 EL Weizenkleie, 1 TL Honig
3 EL warme Milch
1 TL süße Sahne
1 EL Jojobaöl
oder
1 zerdrückte Banane
1 TL Honig, 1 TL Weizenkleie
1 TL Olivenöl, 1 EL Rosenwasser

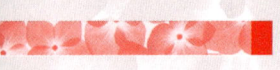

Gesichtsmasken für die normale Haut

1 Eigelb
2 EL Olivenöl (tropfenweise in das Eigelb rühren)
$^1/_2$ TL Zitronensaft

Gesichtsmasken für die trockene Haut

1 Eigelb
1 TL Honig
$^1/_2$ TL Olivenöl
1 Tropfen Rosenholz

Gesichtsmasken für die fette Haut

3 EL Heilerde
1 Eigelb
1 TL Mandelöl
5 TL Kamillentee
1 Tropfen Kamille

Gesichtsmasken für die Mischhaut

2 EL Vollkornweizenmehl
3 EL warme Milch
1 TL Honig
1 TL Jojobaöl

Gesichts- und Körperöle

Statt der Gesichts- und Körpercreme bevorzugen einige Menschen Öle. Nur erstklassige Öle kommen hierbei in Frage, also ausschließlich Öle aus Erstpressung, die möglichst aus kontrolliert biologischem Anbau stammen. Sie haben den Vorteil, daß sie leicht in die Haut einziehen und besonders für die trockene, empfindliche Haut mangels Emulgatoren und sonstiger Zusätze gut verträglich sind.

Mit Gesichtsölen kann man die Haut sowohl reinigen als auch pflegen. Betupfen Sie morgens und abends mit einem mit dem Öl getränkten Wattepad vorsichtig das Gesicht.

Die Vielfalt der Basis- und vor allem der ätherischen Öle, die man zusammenmischen kann, eröffnet uns unzählige Möglichkeiten der Gesichts- und Körperölkreationen für die verschiedensten Anwendungen. Ob Sie ein Öl gegen bestimmte Beschwerden brauchen oder eines, um das Baby zu massieren, ob Sie nach dem Bad eine körperliche Anregung bevorzugen oder Problemzonen an Ihrem Körper bearbeiten wollen – sogar für die Vergrößerung kleiner Brüste oder die Verschlankung einer Taille gibt es Möglichkeiten der Ölbehandlung. Hier stelle ich eine Auswahl an Gesichts- und Körperölen vor, die zu bestimmten Zwecken benutzt werden können. Schütteln Sie die Ölmischungen gründlich durch, und lassen Sie sie vor der ersten Benutzung drei Wochen stehen, damit sich alle Bestandteile gut vermischen.

Gesichtsöle für die normale Haut:

> *25 ml Nachtkerzenöl*
> *25 ml Jojobaöl*
> *10 Tropfen ätherischen Öls nach Wahl*

Gesichtsöle für die trockene, alternde Haut

20 ml Weizenkeimöl
20 ml Jojobaöl
2 Tropfen Patchouli
2 Tropfen Rose
4 Tropfen Lavendel

Gesichtsöle für die fette, unreine Haut

25 ml Mandelöl
25 ml Walnußöl
3 Tropfen Zitrone
2 Tropfen Ylang-Ylang
4 Tropfen Weihrauch

Gesichtsöle gegen Couperose (geplatzte Äderchen)

30 ml Arnikaöl
3 Tropfen Wacholder
5 Tropfen Zypresse

Gesichtsöle gegen Akne

25 ml Jojobaöl
25 ml Schwarzkümmelöl
4 Tropfen Teebaum
3 Tropfen Bergamotte
3 Tropfen Lavendel
2 Tropfen Kamille

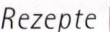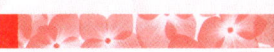

oder

30 ml Aloe-Vera-Öl

20 ml Schwarzkümmelöl

3 Tropfen Teebaum

2 Tropfen Rose

3 Tropfen Lavendel

Öl für eine frische Gesichtsfarbe

20 ml Weizenkeimöl

30 ml Jojobaöl

8 Tropfen Karotte

2 Tropfen Johanniskraut

Babyöl für den ganzen Körper

30 ml Mandel-, Jojoba- oder Walnußöl

1 Tropfen Rose

1 Tropfen Zimt

1 Tropfen Orange

Körperöl gegen „Orangenhaut"

25 ml Nachtkerzenöl

25 ml Jojobaöl

10 Tropfen Lemongras

8 Tropfen Rosmarin

15 Tropfen Zypresse

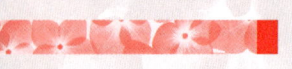

Die auch (unpassenderweise) unter dem Namen „Cellulitis" bekannte Orangenhaut ist uneben aufgrund degenerativ veränderter Fettgewebe in der Unterhaut, wo der Lymphabfluß gestört ist. Lemongrasöl ist eine sehr wirkungsvolle Essenz, um die Stoffwechselfunktionen anzuregen und das Gewebe zu straffen.

Körperöl zur Stärkung des Busens

25 ml Weizenkeimöl
25 ml Mandelöl
je 10 Tropfen Geranium, Muskateller Salbei und Ylang-Ylang
Besonders Geraniumöl enthält Phytohormone, die den für die Entwicklung der Brust zuständigen Hormonen ähneln.

Körperöl für eine bessere Durchblutung

25 ml Jojobaöl
25 ml Johanniskrautöl
5 Tropfen Rosmarin
7 Tropfen Latschenkiefer
4 Tropfen Vetiver
8 Tropfen Thymian

Körperöl zur Straffung von Problemzonen

25 ml Nachtkerzenöl
25 ml Jojobaöl
10 Tropfen Lemongras
8 Tropfen Zedernholz, 8 Tropfen Lavendel

138

Körperöl gegen Sonnenbrand

25 ml Johanniskrautöl
25 ml Jojobaöl
10 Tropfen Schafgarbe
10 Tropfen Teebaum

Sonnenschutzöl

50 ml Jojobaöl
5 Tropfen Kamille
10 Tropfen Karotte
Diese Mischung schützt dank des dem Jojobaöl eigenen Licht-
schutzfaktors die Haut vor Sonnenbrand und beschleunigt zudem
aufgrund der Karottenwirkung die Bräunung.

Hautöl gegen Schwangerschaftsstreifen

50 ml Weizenkeimöl
5 Tropfen Vetiver
10 Tropfen Myrrhe
5 Tropfen Geranium
oder
25 ml Walnußöl
25 ml Weizenkeimöl
je 5 Tropfen Iris, Lavendel, Rose
Zur Vorbeugung gegen Schwangerschaftsstreifen massieren Sie
den Bauch täglich nach der Dusche mit dieser Ölmischung. An-

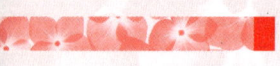

schließend zupfen Sie die gesamte Bauchhaut zwischen spitzen Fingern. Bei einer solchen, konsequent durchgeführten Pflege der Bauchhaut während der Schwangerschaft lassen sich die unschönen Schwangerschaftsstreifen in fast allen Fällen vermeiden.

Körperöl für zu Furunkeln neigende,
leicht entzündliche Haut

> 25 ml Mandelöl
> 25 ml Sonnenblumenöl
> 5 Tropfen Thymian
> 8 Tropfen Teebaum
> 3 Tropfen Karotte

Bei Bluthochdruck, in der Schwangerschaft sowie bei Neigung zur Epilepsie sollte Thymian durch Galbanum ersetzt werden.

Körperöl für Rheumatiker

> 25 ml Arnikaöl
> 25 ml Johanniskrautöl
> 5 Tropfen Wacholder
> 3 Tropfen Teebaum
> 4 Tropfen Sassafras

Massageöle

Über Massagen wurde bereits in einem eigenen Kapitel ausführlich gesprochen. Sowohl psychisch wie physisch laufen bei der Massage körperliche Prozesse ab, selbst wenn der Massierte äußerlich unbeweglich und passiv wirkt.

Durch die Reibung der Haut wird die Talgdrüsenfunktion angeregt, was zu stärkerer Elastizität der Haut führt. Zelltätigkeiten werden in Gang gesetzt, der Abtransport von Stoffwechselprodukten wird beschleunigt. Bei tiefer wirkenden Handgriffen wird die Blut- und Lymphzirkulation angeregt. In dieser haut- und zellaktiven Situation ist das Massageöl besonders wirkungsvoll, da es von der Haut leicht aufgenommen und in tiefere Schichten transportiert wird.

Kaltgepreßte pflanzliche Öle mit ihrem hohen Bestandteil an Vitaminen sowie ungesättigten und mehrfach ungesättigten Fettsäuren wie Linolsäure unterstützen den Hautstoffwechsel. Verwenden Sie Öle aus erster Pressung, möglichst aus kontrolliert biologischem Anbau, damit nicht gleichzeitig Schadstoffe in den Organismus eindringen können. Geeignete Basisöle für die Massage sind Sonnenblumen-, Mandel-, Calendula-, Avocado-, Haselnuß-, Borretsch-, Jojoba- und Olivenöl.

Sie können diese Öle mischen und je nach Ihrem Bedürfnis ätherische Öle hinzufügen: auf 100 ml etwa 50 Tropfen. Aufgrund seiner Eigenschaft als Antioxidans sollte man den Basisölen möglichst einen Eßlöffel Weizenkeimöl beimischen. Bereiten Sie nie zu große Mengen, d.h. nicht mehr als 100 ml, vor. Bei Neigung zu Couperose, also leicht platzenden Äderchen, empfiehlt sich Mandelöl als Basis.

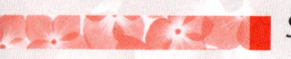

Hier einige Anregungen für Ihr persönliches Massageöl:

Durchblutungsförderndes Massageöl gegen Verspannungen und Schmerzen

100 ml Arnikaöl
20 Tropfen Zirbelkiefer
20 Tropfen Sassafras
10 Tropfen Rose

Massageöl gegen Schüchternheit

50 ml Arnikaöl
15 Tropfen Zimt
10 Tropfen Sandelholz
10 Tropfen Vetiver

Massageöl für neuen Schwung

50 ml Arnikaöl
10 Tropfen Pfeffer
5 Tropfen Muskat
5 Tropfen Ylang-Ylang
10 Tropfen Patchouli

Massageöl für Gestreßte

100 ml Pflanzenöl
20 Tropfen Lavendel
10 Tropfen Orange, 15 Tropfen Rosenholz

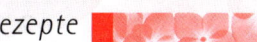

Massageöl gegen Traurigkeit

    50 ml Borretschöl
    50 ml Johanniskrautöl
    5 Tropfen Jasmin
    15 Tropfen Mimose
    20 Tropfen Orange

Massageöl gegen innere Unruhe

    80 ml Borretschöl
    20 ml Nachtkerzenöl
    10 Tropfen Sandelholz
    15 Tropfen Rosmarin
    15 Tropfen Rose

Massageöl gegen Muskelkater

    50 ml Arnikaöl
    50 ml Johanniskrautöl
    15 Tropfen Wacholder
    15 Tropfen Sassafras
    10 Tropfen Jasmin

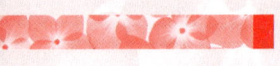

Massageöl bei Erkältung

50 ml Pflanzenöl
10 ml Rosmarin
10 ml Zirbelkiefer
5 ml Teebaum
5 ml Zimt

Massageöl gegen Ärger und Unsicherheit

50 ml Pflanzenöl
20 Tropfen Ylang-Ylang
10 Tropfen Bergamotte
10 Tropfen Orange
Dieses pflegende, feuchtigkeitsspendende Öl ist besonders bei
empfindlicher Haut zu empfehlen.

Gesichtswasser und Aftershaves

Gesichtswasser werden nach der Reinigung je nach Zusatz zur Klärung, Erfrischung oder Beruhigung der Haut benutzt. Der Alkoholgehalt führt zu adstringierender Wirkung, wobei sich die Hautporen zusammenziehen, was besonders für die fette und unreine Haut günstig ist.
Gesichtswasser und Aftershaves sind ähnlich zusammengesetzt, wobei beim Aftershave der Alkoholgehalt sowie der Zusatz an ätherischen Ölen etwas höher ist als bei einem Gesichtswasser. Beide Flüssigkeiten setzen

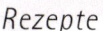

sich aus einem echten Aquarôme, reinem Alkohol und ätherischem Öl zusammen und sollten drei Wochen reifen, bevor sie benutzt werden.

Wohlduftendes Gesichtswasser

> *20 ml Rosenwasser*
> *10 ml Orangenblütenwasser*
> *5 ml 90%iger Weingeist*
> *2 Tropfen Kamille*
> *3 Tropfen Melisse*

Gesichtswasser für unreine Haut

> *30 ml Kamillentee*
> *1 TL Meersalz*
> *1 TL Obstessig*
> *je 3 Tropfen Teebaum und Thymian*

Gesichtswasser für die müde Haut

> *50 ml Rosenwasser*
> *je 3 Tropfen Rosmarin, Oregano und Salbei*

Aftershave

> *50 ml Melissenwasser (oder ein anderes Aquarôme nach Wahl)*
> *20 ml 90%iger Weingeist*
> *30 bis 40 Tropfen ätherisches Öl nach Wahl*

Bei empfindlicher Haut kann man das ätherische Öl in einer winzigen Menge Honig auflösen und gründlich in der Flüssigkeit verschütteln. Herbe Duftnoten erhält man mit Bergamotte, Jasmin, Moschus, Muskat, Pfeffer, Rosmarin, Sandelholz und Zedernholz; erfrischend wirken die Zusätze von Sandelholz, Zirbelkiefer und Zitrone.

Körpermilch

Besonders nach dem Baden ist Körpermilch angenehm kühlend auf der Haut. Auch nach einem langen Sommertag in der Sonne sollten Sie Ihre Haut mit einer Körpermilch beruhigen.

Die einfachste Methode besteht darin, eine neutrale, hautverträgliche Körpermilch mit den Ihnen angenehmen ätherischen Ölen zu versetzen. Hierbei empfiehlt es sich, auf 250 ml Körpermilch 10 bis 20 Tropfen ätherischen Öls zu geben.

Wenn Sie sich hingegen selbst eine Körpermilch zubereiten wollen, benötigen Sie 50 ml echtes Aquarôme, das auf ca. 40 °C erwärmt wird. Verrühren Sie einen gehäuften Eßlöffel weißer Heilerde damit, und fügen Sie tropfenweise 2 Eßlöffel kaltgepreßtes Pflanzenöl hinzu.

Angenehme Duftnoten für eine Hautmilch sind Bergamotte, Geranium, Jasmin, Lavendel, Rose, Rosenholz, Rosmarin, Sandelholz, Ylang-Ylang, Zeder oder Zitrone.

Körpermilch für die sonnengestreßte Haut

100 ml Körpermilchbasis (wie oben beschrieben)
3 Tropfen Lavendel
2 Tropfen Teebaum
2 Tropfen Kamille

Hand- und Fußpflege

Die Haut an den Händen ist starken Belastungen ausgesetzt. Nicht nur sind die Hände wie auch das Gesicht unbedeckt und allen Umwelteinflüssen ausgesetzt, sondern sie kommen beim Waschen, Spülen oder zur regelmäßigen körperlichen Hygiene ständig mit Wasser in Berührung, was den schützenden Hydrolipidmantel der Haut zerstört. Häufige Folge davon sind rauhe und rissige Hände. Wir sollten unsere Hände nicht vernachlässigen. Sie sind unser wichtigstes Werkzeug.

Zur pfleglichen Behandlung der Hände gehört die Benutzung einer sehr milden Seife und regelmäßiges Eincremen nach dem Waschen. Hierbei ist besonders die empfindliche Haut auf dem Handrücken zu beachten, während die Innenseiten der Hände wenig Fett benötigen; im Gegenteil werden eingefettete Hände eher als lästig empfunden. Vor dem Schlafengehen bekommt den Händen eine kleine Massage gut (siehe Kapitel „Handmassage"), und einmal in der Woche sollten Sie ihnen ein Ölbad gönnen, das besonders die Fingernägel pflegt: Geben Sie soviel Weizenkeim-, Mandel- oder Jojobaöl in eine Schale, daß Sie die Nägel beider Hände voll eintauchen können. Lassen Sie das Bad 15 Minuten einwirken.

Pflegende Handcreme

> 10 g Bienenwachs, 10 g Kakaobutter
> 10 ml Avocadoöl, 10 ml Mandelöl
> 50 ml Kamillenwasser
> 3 Tropfen Teebaum
> 5 Tropfen Kamille
> 8 Tropfen Lavendel
> Zur Cremeherstellung s.S. 126 f.

Die Fußpflege wird leider häufig vernachlässigt. Dabei leisten die Füße Schwerstarbeit, indem sie unser Körpergewicht tragen. Eine regelmäßige Fußpflege dient nicht nur der Elastizität und Schönheit der Haut, sondern auch unserem allgemeinen Wohlbefinden. Besonders eine Massage, bei der die Akupunkturmeridiane angeregt werden, kann nachhaltig unsere Gesundheit stärken (siehe Kapitel „Fußmassage"). Nach dem Duschen oder Baden sollte man daher große Sorgfalt auf das Einölen oder -cremen der Füße legen. Wohltuend sind Einreibungen der Füße mit ätherischen Ölen, von denen sich Kamille, Lavendel, Rosenholz, Rosmarin, Salbei, Teebaum und Zypresse sehr gut eignen.

Fußbäder können wahre Wunder wirken. Als tägliche Pflege halten sie die Füße sauber und beugen Entzündungen, Pilzen und Schweißgeruch vor. Zudem erweichen sie unschöne Hornhaut und helfen gegen Durchblutungsstörungen und chronisch kalte Füße.

Bereiten Sie sich Ihr tägliches Fußbad mit zwei bis drei Litern erhitztem Wasser, in dem Sie mit etwas Milch oder Sahne 2 bis 5 Tropfen ätherischer Öle emulgieren.

Ätherische Öle im Fußbad

- *Müde Füße und Beine: Kamille, Pfefferminze, Rosmarin*
- *Geschwollene Füße: Lavendel, Pfefferminze, Zypresse*
- *Gelenkschmerzen: Birke, Johanniskraut, Latschenkiefer, Lavendel, Majoran, Rosmarin*
- *Kalte Füße: Jasmin, Rose, Rosmarin, Thymian, Zypresse*
- *Heiße Füße: Eukalyptus, Melisse, Pfefferminze*
- *Wunde Füße: Myrrhe, Salbei, Teebaum*

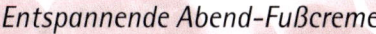

Entspannende Abend-Fußcreme

> *5 g weißes Wachs*
> *5 g Kakaobutter*
> *10 g Lanolin*
> *50 ml Weizenkeimöl*
> *50 ml Melissenwasser*
> *3 Tropfen Lavendel*
> *3 Tropfen Teebaum*

Parfums

Man unterscheidet bei Parfüms zwischen vier Kategorien, je nach der Lebensdauer des Duftes: Am intensivsten ist das Parfüm, dessen Duftnote auf der Haut auch noch nach vielen Stunden bemerkbar ist. Weniger haltbar ist das Eau de parfum, noch flüchtiger ist der Geruch des Eau de toilette und am schwächsten der des Eau de Cologne.

Welche Duftnote man bevorzugt, welche verschiedenen Düfte man miteinander kombiniert, kann jeder selbst entscheiden beziehungsweise ausprobieren. Über die Wissenschaft der Parfümherstellung gibt es ganze Bibliotheken, und immer noch ist vieles nicht gesagt. Die Rezepturen berühmter Parfüms werden als wertvolle Geheimnisse gehütet.

Ihnen aber möchte ich empfehlen zu experimentieren. Mischen Sie sich Ihre Duftnote nach Lust und Laune. Probieren Sie Gerüche aus. Denn Duft wirkt auf verschiedenen Hauttypen unterschiedlich. Was für den einen Menschen der ideale Duftton ist, kann für einen anderen falsch sein. So-

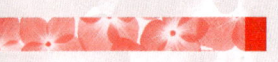

lange Sie in der Experimentierphase sind, mischen Sie sich kleine Mengen. Für Menschen mit fetter Haut empfiehlt sich als Basis hochprozentiger Alkohol aus der Apotheke. Wollen Sie ein Parfüm herstellen, so mischen Sie in 100 ml Alkohol ca. 20 bis 30 ml der von Ihnen gewählten Duftessenz beziehungsweise der Mischung aus verschiedenen essentiellen Ölen. Für die Herstellung eines Eau de parfum benötigen Sie auf 100 ml Alkohol 10 bis 15 ml ätherisches Öl, für Eau de toilette sollte das Verhältnis 100 ml zu 10 ml sein und für Eau de Cologne werden 100 ml Alkohol mit 5 bis 8 ml ätherischem Öl vermischt.

Für die zur Trockenheit neigende Haut sollte man statt des hochprozentigen Alkohols lieber Pflanzenöl als Basis benutzen. Besonders angenehm ist Jojobaöl, da es nicht ranzig und gut von der Haut aufgenommen wird. Hiervon schütten Sie 10 ml auf 2 ml Ihrer Duftmischung in eine kleine Flasche mit dunklem Glas und schütteln die Flüssigkeit kräftig durch, bevor Sie sie auf die Haut auftragen.

Parfüms entfalten ihren vollen Duft erst nach einer gewissen Reifung. Lassen Sie Ihre Komposition erst drei, vier Wochen kühl in einem dunklen Glas ruhen, bevor Sie es benutzen. Sie werden von der komplexen Blume des Duftaromas überrascht und bezaubert sein.

Rezepte für Parfümmischungen

Erfrischende Duftnoten

> *6 Tropfen Orange*
> *8 Tropfen Rosenholz*
> *8 Tropfen Petitgrain*
> *oder*

je 10 Tropfen Lemongras und Rosmarin
oder
8 Tropfen Bergamotte
5 Tropfen Zitrone
7 Tropfen Muskat
mit jeweils 10 ml Jojobaöl vermischen.

Warme Duftnoten

10 Tropfen Geranium
10 Tropfen Sandelholz
5 Tropfen Ylang-Ylang
oder
8 Tropfen Patchouli
5 Tropfen Orange
10 Tropfen Rosenholz
oder
7 Tropfen Angelikawurzel
10 Tropfen Jasmin
5 Tropfen Lavendel
mit jeweils 8 bis 10 ml Jojobaöl vermischen.

Sinnliche Duftnoten

5 Tropfen Rose
4 Tropfen Zimt
6 Tropfen Orange
5 Tropfen Muskateller Salbei

oder

4 Tropfen Jasmin

6 Tropfen Eisenkraut

10 Tropfen Rosenholz

oder

8 Tropfen Sandelholz

4 Tropfen Geranium

7 Tropfen Iris

oder

5 Tropfen Ylang-Ylang

6 Tropfen Patchouli

6 Tropfen Gingergras

5 Tropfen Lavendel

mit je 10 ml Jojobaöl vermischen.

Erdige Duftnoten

10 Tropfen Zedernholz

5 Tropfen Patchouli

7 Tropfen Weihrauch

oder

8 Tropfen Angelikawurzel

7 Tropfen Pinie

6 Tropfen Petitgrain

oder

5 Tropfen Eisenkraut

7 Tropfen Myrte

8 Tropfen Patchouli

mit je 8 bis 10 ml Jojobaöl vermischen.

Blumig-süße Duftnoten

> 6 Tropfen Bergamotte
> 8 Tropfen Orange
> 6 Tropfen Vanille
> oder
> 10 Tropfen Geranium
> 10 Tropfen Birke
> 8 Tropfen Rose
> oder
> 10 Tropfen Rosenholz
> 8 Tropfen Jasmin
> 8 Tropfen Ylang-Ylang
> *mit je 8 bis 10 ml Jojobaöl vermischen.*

Haarpflege

Der seifige Anteil in vielen Shampoos führt langfristig zu einer Austrocknung der Kopfhaut und der Haare, die stumpf und brüchig werden. Mit einem aus natürlichen Zutaten bereiteten Pflegemittel kann man den Haaren zu neuer Fülle und Glanz und der Kopfhaut zu einer verstärkten Durchblutung verhelfen. Versuchen Sie möglichst auf Dauerwellen, Bleichen und Färben zu verzichten. Eine vernünftige Haarpflege beginnt da, wo chemische Mittel durch natürliche ersetzt werden.

Wußten Sie schon, daß Ylang-Ylang ein wunderbares Pflegeöl ist, das gespaltene Haarspitzen glättet? Oder daß Sie die lästigen Schuppen sehr wirkungsvoll durch Einreiben der Kopfhaut mit Teebaum, Rosmarin, Lavendel

oder Zedernholz reduzieren? Sogar gegen Haarausfall kann man erfolgreich mit ätherischen Ölen vorgehen, etwa durch regelmäßige Kopfhaut-
massagen mit Lavendel, Salbei, Rosmarin, Teebaum und Thymian.
Bei der Haarpflege spielen natürliche Produkte wie Eigelb, Essig, Bier, Rum,
Zitrone, Aquarôme und Kräuteressenzen eine große und heilsame Rolle.

Shampoos

Grundbestandteile von Shampoos sind Eigelb und Rum oder Bier. Ätherische Öle fügen Sie je nach den individuellen Anforderungen hinzu. Beachten Sie dabei die Haarfarbe, den Charakter von Kopfhaut und Haaren
und den Zustand der Haare. Im einzelnen eignen sich folgende ätherischen
Öle:

• gegen Schuppen: Eukalyptus, Kamille, Lavendel, Melisse, Rosmarin, Sandelholz, Schafgarbe, Teebaum, Zedernholz;

• bei brüchigem, gespaltenem Haar: Bay, Birkenrinde, Galbanum, Rosenholz, Sandelholz, Ylang-Ylang;

• bei Haarausfall: Bay, Birkenrinde, Galbanum, Rosmarin, Salbei, Teebaum,
Zedernholz, Zirbelkiefer;

• bei fettem Haar: Bergamotte, Clementine, Lavendel, Melisse, Salbei, Zedernholz, Zirbelkiefer;

• bei trockenem Haar: Geranium, Lavendel, Melisse, Mimose, Rosenholz,
Schafgarbe, Ylang-Ylang;

154

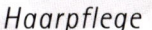

• bei dunklem Haar: Lavendel, Muskateller Salbei, Rose, Rosenholz, Sandelholz, Ylang-Ylang;

• bei hellem Haar: Grapefruit, Kamille, Lavendel, Lemongras, Limette, Zitrone.

Grundrezept für Shampoos: Eigelb wird in einer Schale so lange geschlagen, bis es cremig ist. Tropfenweise wird Rum oder Bier sowie ätherisches Öl hinzugefügt.

Mildes Shampoo für normales Haar

1 Eigelb
20 ml Bier
4 EL Rum
5 Tropfen ätherisches Öl

Anti-Schuppenshampoo

2 Eigelb
3 El Rum
2 Tropfen Teebaum
1 Tropfen Wacholder
1 Tropfen Lavendel
2 Tropfen Zedernholz

Shampoo für trockenes Haar

1 Eigelb
5 ml Avocadoöl
20 ml Bier
1 EL Rum
2 Tropfen Ylang-Ylang
1 Tropfen Melisse
2 Tropfen Rosenholz

Shampoo für fettendes Haar

1 Eigelb
20 ml Bier
1 EL Rum
2 Tropfen Lavendel
2 Tropfen Zitrone oder Rosmarin
2 Tropfen Bergamotte

Shampoo gegen Haarausfall

1 Eigelb
20 ml Bier
1 EL Rum
1 Tropfen Salbei
2 Tropfen Teebaum
1 Tropfen Zedernholz
1 Tropfen Thymian

Spülungen

Nach der Wäsche muß das Haar sorgfältig unter fließendem warmem Wasser ausgespült werden, bis alle Seifen- und Kalkrückstände entfernt sind. Zum Schluß spült man mit einer sauren Lösung nach, um dem Haar seidigen Glanz zu geben. Hierzu eignen sich Zitronensaft, Essig oder Bier. Auch ein echtes Aquarôme ist eine geeignete letzte Haarspülung. Um dem Haar einen angenehmen Duft zu verleihen, fügt man dieser letzten Spülung 15 bis 20 Tropfen ätherischen Öls nach Wahl zu.

Spülung für fettendes Haar

> *500 ml Wasser*
> *50 ml Obstessig (vermischen und erhitzen)*
> *1 EL Honig (in der Flüssigkeit auflösen)*
> *je 5 Tropfen Salbei, Melisse und Lavendel*

Spülung für trockenes Haar

> *500 ml Melissenwasser*
> *20 ml Zitronensaft (vermischen und erhitzen)*
> *1 EL Honig (in der Flüssigkeit auflösen)*
> *je 5 Tropfen Thymian, Lavendel und Ylang-Ylang*

Festiger

Ein natürlicher Haarfestiger ist Bier, das nach dem Spülen pur über den Kopf geschüttet wird. Die Haare werden hierdurch zwar hart, lassen sich

157

aber gut auskämmen. Das Bier gibt dem Haar Fülle, und der Geruch verfliegt vollständig.

Eine andere Festigermöglichkeit besteht darin, die Haarspülung zu erhitzen und 3 Eßlöffel Honig darin aufzulösen. Stylen Sie die so behandelten Haare, und lassen Sie sie an der Luft trocknen.

Ölkuren

Hin und wieder braucht das Haar eine besonders nahrhafte Pflege. Aus Zitronensaft, kaltgepreßten und ätherischen Ölen kann man Ölpackungen zubereiten, die besonders bei trockenem und sprödem Haar wahre Wunder wirken.

Man vermischt 100 ml Oliven-, Weizenkeim- oder Jojobaöl mit etwas Nachtkerzenöl und fügt 20 bis 30 Tropfen ätherischen Öls hinzu. Man kann auch ein Eigelb cremig schlagen und das Ölgemisch hinzugeben. Dann sollte die Packung von einigen Spritzern Zitronensaft abgerundet werden.

Die Ölmasse wird in das gewaschene Haar einmassiert und abgedeckt und sollte eine halbe Stunde in Wärme wirken. Anschließend wird die Packung lauwarm abgespült und das Haar danach mit einer Spülung geklärt.

5.
Öle in der Küche

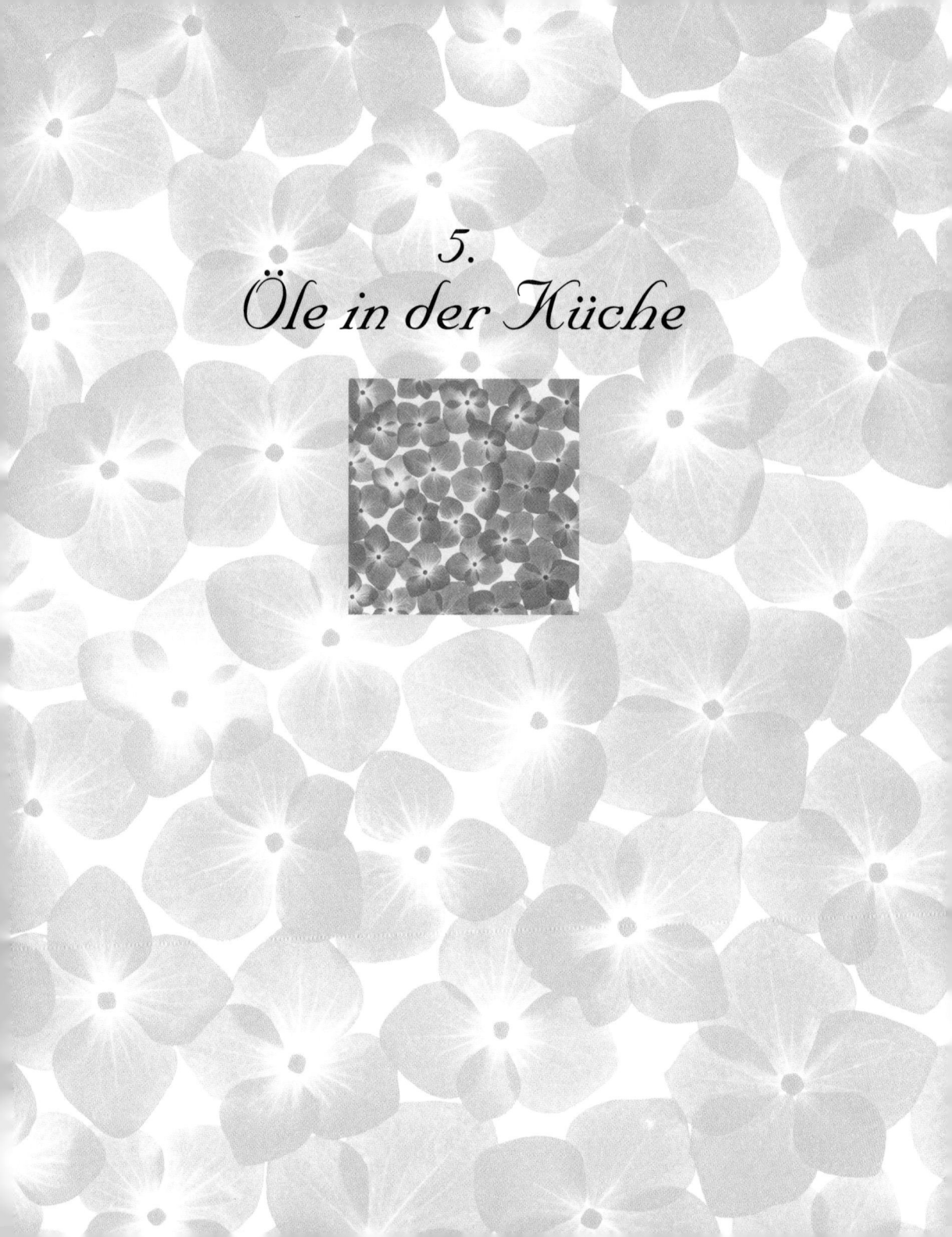

*A*ls Nahrungsmittel kommt den Ölen eine ganz besondere, doppelte Bedeutung zu: Aufgrund der Zusammensetzung hochwertiger kaltgepreßter pflanzlicher Öle nehmen wir mit unserer Nahrung lebenswichtige Bausteine zu uns, die uns gesund und vital halten (siehe Kapitel „Pflanzenöle"). Neben dem gesundheitlichen Aspekt spielt aber auch die sinnliche Freude, der Genuß am Wohlgeschmack eine wichtige Rolle, und den bescheren uns in erster Linie die über Geruchs- und Geschmacksnerven vermittelten Düfte einer Speise.

Der Geruch nahe einer Bäckerei, in der gerade frischgebackenes Brot aus dem Ofen kommt, läßt uns das Wasser im Munde zusammenlaufen und erweckt in uns Appetit auf frisches Brot oder Kuchen. Dieser Mechanismus versagt bekanntlich bei Schnupfen oder wenn wir uns die Nase zuhalten. Kauen Sie einmal mit fest zugehaltener Nase abwechselnd ein Stück Apfel und eine Knoblauchzehe – Sie werden überrascht feststellen, daß der geschmackliche Unterschied kaum wahrnehmbar ist.

Zwischen Mund und Nase besteht eine Verbindung, über die Geruchsstoffe in den Mund und Geschmacksstoffe durch den Rachenraum an das Riechepithel in der Nase gelangen. Hier setzt ein raffinierter Prozeß ein: Durch die in die Nase gelangten Gerüche einer Speise werden bereits die auf diese abgestimmten Speichel- und Magensaftzusammensetzungen vorbereitet, die die verzehrte Nahrung anschließend optimal verdauen und verwerten. Offensichtlich waren solche Zusammenhänge in vielen alten Kulturen bekannt. Überliefert ist beispielsweise der Brauch der alten Ägypter, vor der Mahlzeit an duftenden Kräuteressenzen zu riechen, die den Appetit anregen sollten.

163

Wie wichtig das Riechen für den geschmacklichen Genuß beim Essen ist, wird deutlich beim Vergleich der unterschiedlichen Geruchs- und Geschmackswahrnehmungen. Etwa dreitausend winzige Geschmackssinneszellen, die Geschmacksknospen, sind in verschiedenen Bereichen auf der Zunge angeordnet. Unsere Geschmacksnerven unterscheiden zwischen vier Grundrichtungen: Mit der Zungenspitze erfaßt man einen süßen Geschmack; die beiden vorderen Zungenränder sind für die Empfindung von salzigem Geschmack zuständig; mit den Zungenflanken nehmen wir sauer und mit dem hinteren Zungenende bitter wahr. Ein gesunder Geschmackssinn dient ursprünglich der Unterscheidung von gesunder und verdorbener Nahrung und sichert das Überleben.

Die vier Geschmacksrichtungen werden erweitert durch sechs primäre Geruchsempfindungen: Unsere Nase unterscheidet zwischen fruchtig, blumig, würzig, harzig, brenzlig und faulig, wobei sich unzählige Mischgerüche aus diesen Noten ergeben.

Somit wird deutlich, daß wir mindestens mit Nase und Mund essen. Hinzu kommt noch ein dritter sinnlicher Bereich: die Augen. Auch der Anblick einer Speise aktiviert eine Reihe von Körperfunktionen, die eine gesunde Nahrungsverwertung vorbereiten. Die sorgfältige und liebevolle Präsentation der Mahlzeit erfüllt keineswegs nur eine ästhetische Funktion, sie unterstützt auch aktiv eine gesunde Verdauung.

Die starke Bedeutung der Geruchs- und Geschmacksempfindungen beim Essen erklärt, warum richtiges Würzen so wichtig ist. Seit Jahrhunderten genießen Gewürze und Kräuter als Beigaben zu Speisen einen hohen Stellenwert. Der Reichtum der Augsburger Fugger gründete zu einem großen Teil auf dem Handel mit Gewürzen.

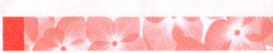
Die heilende Kraft der Gewürze und ihrer Öle

IN JEDER APOTHEKE STECKT TEURES GELD; IN DER MEINIGEN IST NICHT VIEL RARES. ICH
GESTEHE DIESES SEHR GERNE ZU UND BETRACHTE DIESEN LEICHT MÖGLICHEN VORWURF
ALS EINEN GROSSEN VORZUG MEINER APOTHEKE.

FAST SÄMTLICHE TEES UND EXTRAKTE, ÖLE, PULVER RÜHREN VON FRÜHER GEACHTETEN
SPOTTBILLIGEN HEILKRÄUTERN HER, WELCHE DER LIEBE HERRGOTT IM EIGENEN GARTEN,
AUF FREIEM FELDE, MANCHE UMS HAUS HERUM, AN ABGELEGENEN UND UNBESUCHTEN
STELLEN WACHSEN LÄSST, HEILKRÄUTERN, DIE MEISTENS KEINEN PFENNIG KOSTEN.

PFARRER KNEIPP

Schon früh war die Bedeutung von Gewürzen und Kräutern als Heilmittel
bekannt. In unserem Kulturkreis ist das prominenteste Beispiel die mittelalterliche Äbtissin und Ärztin Hildegard von Bingen, deren Rezepte und Rezepturen zum Teil überliefert sind. Zwar sind ihre zwischen 1150 und 1157
verfaßten Originalwerke, die „Physica" (Naturkunde) und „Causae et curae"
(Heilkunde), verschollen, doch tauchten im 13. und 15. Jahrhundert Ab-
schriften auf, die uns einen Einblick in die mittelalterliche Naturheilkunde
gewähren.

Staunenswert erscheint uns das breite Wissen über die Heilwirkungen einer Vielfalt von Pflanzen, die wir heutzutage nur als Zierpflanzen kennen.
So wurde noch bis zum 18. Jahrhundert der Saft der Akelei zur Behandlung von Wunden und Geschwüren eingesetzt. Mit dem wissenschaftli-
chen Fortschritt der Medizin im vergangenen Jahrhundert jedoch büßten
die Heilpflanzen ihre Bedeutung ein, und wertvolles Wissen ging teilweise verloren. Erst seit den achtziger Jahren unseres Jahrhunderts wächst das
allgemeine Interesse an der Naturheilkunde, wenngleich der Bereich der

165

Phytotherapie in der medizinischen Ausbildung immer noch vernachlässigt wird.

Auch wenn viele Rezepturen der Hildegard heute nicht mehr herzustellen sind, wie etwa die gegen Gicht verordnete Geiersalbe, so setzen wir in unserer Küche eine Reihe von Würzkräutern von hoher Nähr- und Heilkraft ein, und ob wir uns dessen bewußt sind oder nicht, haben wir sicherlich so manchen Schaden und so manche Krankheit durch die Einnahme solcher Kräuter von uns ferngehalten. Wußten Sie zum Beispiel, daß bestimmte Küchenkräuter, etwa Kresse, ein hochwirksames natürliches Antibiotikum sind, das Bakterien, Pilze und sogar Viren unschädlich machen kann?

Die Küchenkräuter und ihre Essenzen erfüllen vielfältige Funktionen:

- Sie wirken appetitanregend und verdauungssteigernd.

- Sie aktivieren die Drüsen-, Darm-, Gallen- und Pankreastätigkeit.

- Sie wirken schleim- und verkrampfungslösend.

- Sie regen den Kreislauf an, gleichen den Blutdruck aus und unterstützen die Atmung.

- Sie beruhigen, entspannen und helfen gegen Schlafstörungen.

- Äußerlich angewendet, z.B. als Einreibungen, helfen sie gegen neuralgische oder rheumatische Störungen.

- Sie entwässern den Körper und regen Niere und Blase an.

- Sie wirken sich positiv auf Nerven, Haut und Haare aus.

Ätherische Öle in der Küche sind vielseitig verwendbar. Sie können sie zur geschmacklichen Verfeinerung einsetzen oder gezielt gegen Erkrankungen und Beschwerden vorgehen.

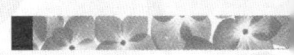

Die Essenzen brauchen zu ihrer Weiterverarbeitung eine Basis, in der sie emulgiert werden. Dazu bieten sich in der Küche verschiedene Substanzen an, die für süße oder salzige Speisen geeignet sind: fette Öle wie Oliven-, Nuß- und Sonnenblumenöle, süße und saure Sahne, Butter, Milch, Joghurt (mit dem Mixer verschlagen), Alkohol, Eigelb, Nuß- und Avocadomus, Essig, Salz, Mayonnaise, Senf, Honig und Ahornsirup.

Die moderne Küche hat den großen Vorteil, auf reine ätherische Kräuteressenzen zurückgreifen zu können, wenn in bestimmten Jahreszeiten frische Kräuter nur schwer zu bekommen sind. Die Verwendung ätherischer Öle in der Küche bietet einige Vorteile gegenüber getrockneten Kräutern: Während diese relativ früh ihre Würzkraft verlieren, behalten ätherische Öle ihre Wirksamkeit und ihr Aroma jahrelang. Während Trockengewürze häufig mit Schädlingsbekämpfungsmitteln besprizt und zur längeren Haltbarkeit radioaktiv bestrahlt werden, sind die aus kontrolliert biologischem Anbau hervorgegangenen ätherischen Öle frei von Pestiziden und anderen Schadstoffen. Achten Sie allerdings darauf, daß die Absolues nicht mit Hexan gewonnen sind; solche Öle können gesundheitsschädigend sein und sind für die Küche nicht geeignet. Und schließlich sind die ätherischen Öle hochkonzentriert, so daß man sie äußerst sparsam dosieren kann beziehungsweise muß. Geben Sie nie ein ätherisches Gewürzöl direkt aus der Flasche in die Speise. Wenn einige Tropfen zuviel herauskommen, kann Ihr Gericht ungenießbar sein. Tropfen Sie Ihr Gewürzöl lieber zuerst auf einen Löffel, bevor Sie es weiterverwenden.

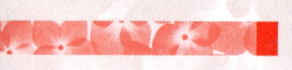

Betrachten wir im einzelnen die gesundheitliche Auswirkung bestimmter Kräuter in der Küche:

Basilikum
magenstärkend und blähungswidrig

Basilikum ist reich an ätherischen Ölen, und zu seinen Bestandteilen zählen Gerbsäure, Kampfer und Saponine. Besonders bekannt sind seine magenstärkenden und blähungswidrigen Eigenschaften, so daß Basilikum bei Bauchschmerzen aller Art, bei Verstopfung, Darmstörungen, Bauchkrämpfen und Magenverstimmung wirksam eingesetzt wird. Außerdem wirkt Basilikum entspannend und beruhigend. Es wird gegen Depressionen, Angstzustände, Schlaflosigkeit, Nervosität und Migräne eingesetzt. Weiterhin wird dem Basilikum nachgesagt, daß es auch das Denkvermögen steigere.

In der Küche wird Basilikum in Tomaten-, Knoblauch- und Zwiebelgerichten verwendet und ist unverzichtbarer Bestandteil der Vorspeise aus Mozzarella und Tomaten sowie des berühmten Genueser „Pesto", einer Soße aus Olivenöl, Schafskäse, Knoblauch und Pinienkernen. Es schmeckt auch gut an Forelle, Gemüsesuppen, Rührei und Schweinefleisch.

Bohnenkraut
entzündungshemmend, krampfstillend, entspannend, energiespendend

Wertvolle Inhaltsstoffe wie Thymol, Gerb- und Bitterstoffe machen dieses Gewürz zu einem vielseitig wirksamen Heilmittel. So wirkt es bei Darmkatarrh und Durchfall stark antibakteriell und reguliert die Fäulnisprozesse im Darm. Schwer verdauliche Speisen wie dicke Bohnen, Hammel- und Schweinefleisch sollten durch reichliche Zugabe von Bohnenkraut neu-

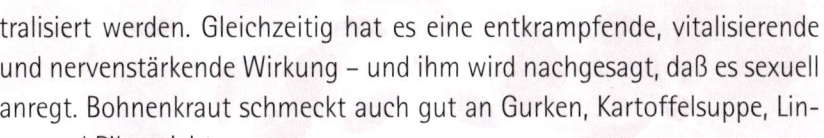

tralisiert werden. Gleichzeitig hat es eine entkrampfende, vitalisierende und nervenstärkende Wirkung – und ihm wird nachgesagt, daß es sexuell anregt. Bohnenkraut schmeckt auch gut an Gurken, Kartoffelsuppe, Linsen und Pilzgerichten.

Man kann speziell Bergbohnenkraut in Mandelöl mischen und damit Fleischreifungsprozesse verlängern.

Die äußerliche Einreibung mit dem Öl von Bergbohnenkraut wird allgemein bei unreiner Haut empfohlen. Übrigens ist dieses Kraut ein altes Hausmittel gegen Schwerhörigkeit: Man mischt 3 Tropfen seiner Essenz in einem Teelöffel Johanniskrautöl und tränkt damit einen Wattebausch, der über Nacht im Ohr wirkt.

Dill
beruhigend, milchbildend, schlaffördernd, innerlich desinfizierend, blähungswidrig

Der Dillsamen, aus dem hauptsächlich das ätherische Öl gewonnen wird, ist ein bewährtes Hausmittel gegen Leibschmerzen, Übelkeit und Blähungen. Auf Galle, Leber und den Darm wirkt er heilsam und entspannend. Er regt den Harnfluß an, wirkt bei stillenden Müttern milchbildend und beruhigt die Atmung und den Magen. Abends verabreicht, fördert Dill einen gesunden Schlaf. Reizbaren, hyperaktiven oder zur Hysterie neigenden Menschen sei ein regelmäßiger Dillkonsum empfohlen. Auf die Sexualität wirkt Dill dämpfend.

Dill ist vielseitig verwendbar und paßt gut in Salate, Fischsoßen, Quark, zu Rohkost, Gurken, Avocados und Krabben. Achten Sie darauf, daß Dill nie mitgekocht, sondern der Speise erst ganz zum Schluß zugesetzt wird, damit seine Wirkstoffe nicht zerstört werden. Dill eignet sich hervorragend zur Herstellung von Würzölen und Würzessig.

Wer übrigens unter Reiseübelkeit leidet, dem sei ein altes Hausmittel empfohlen: Einige Tropfen des ätherischen Dillöls auf ein Taschentuch geträufelt und inhaliert, können sehr hilfreich wirken.

Estragon
appetitanregend, verdauungs- und durchblutungsfördend, anregend, immunstärkend

Estragon ist ein stark würziges Kraut, das in der Schonkost einen magenfreundlichen Ersatz für Salz und Pfeffer darstellt. Es wirkt sich besänftigend auf einen schwachen Magen aus, stärkt den gesamten Organismus und damit die körpereigene Immunität, regt den Appetit an und gibt ängstlichen und depressiven Menschen Mut. Auch bei körperlichem und seelischem Streß hilft dieses Würzmittel, das man entweder frisch oder als Essenz, nicht aber getrocknet verwenden sollte, da es dann seinen typischen Eigengeschmack verloren hat.

Estragon eignet sich sehr gut für ein Würzöl, das man am besten aus Mandel- oder Haselnußöl herstellt. Dieses Kraut schmeckt gut an gebratener Leber, gekochtem Fisch, Frikassee, Gurkensalat, Nudelgerichten, Rührei, Salatsoßen, Vinaigrette und Tomatensalat.

Ingwer
magenfreundlich, blutverdünnend, potenzsteigernd, kräftigend

Der an Bitterstoffen und ätherischen Ölen reiche Ingwer stärkt den Magen und hilft gegen Übelkeit. Zudem enthält er das die Blutverdickung hemmende Gingeorol und wirkt so gegen Thrombosen und Schlaganfälle. Ingwer kräftigt Seele und Körper und wirkt aphrodisierend. In einigen afrikanischen Ländern tragen Frauen Ingwerknollen um die Hüfte, um die Po-

170

tenz ihrer Männer zu steigern. In Indien trinkt man Ingwertee zur Erfrischung und gegen Fieber und Kopfschmerzen. Ingwertee wird aus schwarzem Tee mit viel Milch, Ingwer-, Zimt- und Kardamomöl zubereitet. In der Küche paßt Ingwer hervorragend zu süß-sauren Fleisch- und Geflügelgerichten, Gurken, eingelegten Birnen, Kürbissen, Rumtopf, Gemüse wie Bohnen, Lauch und Möhren. Kompotten und Kuchen gibt er eine besondere Note.

Knoblauch
antiseptisch, antibakteriell,
blutdrucksenkend, vitalisierend

Seit altersher ist Knoblauch als vielseitiges, potentes Heilmittel bekannt, das die Vitalität und Lebensdauer steigert und sowohl akut als auch vorbeugend gegen Infektionskrankheiten, Kreislaufstörungen, hohen Blutdruck und bei Krampfadern eingenommen wird. Nachweislich treten weniger Herz-Kreislauf-Erkrankungen und Infarkte bei Menschen auf, die regelmäßig Knoblauch essen. Sie erreichen ein relativ hohes Alter und bekommen auch relativ seltener Krebs. Ein wesentlicher Grund für diese erstaunliche Wirkung ist der Bestandteil Alliin, der Blutverklumpungen entgegenwirkt und die Blutgefäße von Ablagerungen freihält. Krankheiten wie Rheuma, Gicht und Arthritis werden aufgrund der gefäßerweiternden Wirkung des Knoblauchs gelindert.

Damit dieser seine wundersamen Heilkräfte voll entfalten kann, muß die Zehe eine halbe Stunde vor Verzehr gehackt werden. Nur so kann sich das Enzym Allinase im Verdauungsprozeß voll entfalten.

Knoblauch läßt sich in fast allen Gerichten, in Suppen und Soßen, Gebratenem und Gekochtem verwenden. Eine Würzölmischung mit Knoblauch ist für den täglichen Gebrauch besonders praktisch.

171

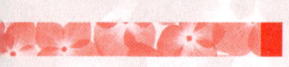

Kümmel

appetitanregend, krampflösend, magenstärkend, verdauungsfördernd, aphrodisierend

In der deutschen Küche ist Kümmel weit verbreitet und wird vor allem an Kohlgerichten verwendet. Er hat einen leicht süßen, mild-würzigen Geschmack und wirkt appetitanregend. Kümmel ist ein sehr hilfreiches Gewürz bei Verdauungs- und Leberbeschwerden, Blähungen und Völlegefühl. Auch Schluckauf wird durch Kümmelverzehr gemildert. Alle fetten Speisen werden durch Kümmel bekömmlicher. Er schmeckt zudem gut an Bratkartoffeln, in Gulaschsuppe, an Pellkartoffeln, in Quarkmischungen, roter Bete und zum Schweinebraten. Kümmel ist jedoch ein eigenständiges Gewürz und verträgt sich nur mit Chili und Pfeffer.

Lorbeer

appetitanregend, beruhigend, harmonisierend

Lorbeer enthält viele Bitterstoffe und hat einen sehr starken Geschmack. Er sollte daher nur in kleinsten Mengen verwendet werden. Lorbeer macht Speisen, z.B. Soßen, Bouillon, Essiggemüse, Fischsud, Marinaden, Sauerbraten und Sauerkraut, bekömmlich. Wegen seiner Bitterstoffe wirkt er antiseptisch und zudem entspannend, anregend und antidepressiv. Daher empfiehlt er sich als Nahrungsmittelzusatz bei depressiven, melancholischen Menschen sowie bei solchen, die geistig überarbeitet sind und unter Energielosigkeit und Konzentrationsschwäche leiden.

Majoran

desinfizierend, verdauungsfördernd, blähungswidrig, entspannend und nervenstärkend

Majoran ist ein altbekanntes und bewährtes Mittel zur Entspannung und gegen Schlaflosigkeit. Es stimmt positiv und stärkt die Nerven und die Po-

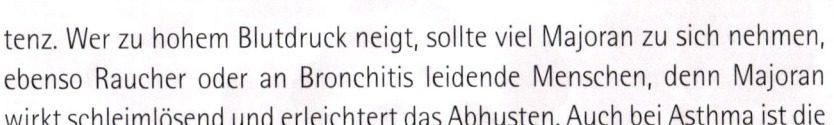

tenz. Wer zu hohem Blutdruck neigt, sollte viel Majoran zu sich nehmen, ebenso Raucher oder an Bronchitis leidende Menschen, denn Majoran wirkt schleimlösend und erleichtert das Abhusten. Auch bei Asthma ist die Verwendung von Majoran in der Volksheilkunde bekannt.

Da Majoran nachweislich die Fettverdauung erleichtert, eignet er sich besonders gut in Wurst sowie Hammel-, Gänse- und Schweinebraten. Er schmeckt gut an Hackfleischgerichten, Hülsenfruchtsuppen, Kartoffelgerichten und -suppen, Schmalz, Schweinebraten, Wildragouts und -suppen. Allerdings sollte man mit Majoranöl sehr sparsam umgehen.

Melisse
krampflösend, beruhigend, antiviral, antidepressiv, verdauungsfördernd

Laut Hildegard von Bingen stimmt die Melisse fröhlich, da sie „das Herz freudig anregt und erfrischt". Mittlerweile ist bekannt, daß die vielfältige Heilwirkung der Melisse auf den Bitter- und Gerbstoffen, dem ätherischen Öl sowie Rosmarin- und Phenol-Karbonsäuren beruht. Zu ihren Heileigenschaften gehört, daß sie krampfflösend, nervenberuhigend und schlaffördernd wirkt. Es ist ein Kraut, das bei hohem Blutdruck, Schluckauf und Blähungen hilft und bei Migräne Erleichterung verschafft.

In der Küche gibt die (Zitronen-) Melisse Salatsoßen und Getränken eine herrlich kühl-erfrischende Note.

Muskat
magen-, nerven-, herz- und kreislaufstärkend, verdauungsanregend, entkrampfend

Dieses wärmende, angenehm bitter-scharfe Gewürz sollte vorsichtig dosiert werden. Es hilft bei Stimmungsschwankungen, Energielosigkeit, De-

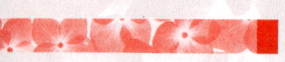

pression und Konzentrationsschwäche und stärkt Herz und Kreislauf. Ein niedriger Blutdruck wird angeregt, Verspannungen und Schmerzen können gemildert werden, zumal wenn die betroffenen Stellen mit einem Muskat-Massageöl eingerieben werden. Muskat eignet sich als vielseitig verwendbares Würzöl und schmeckt gut an Blumenkohl, Erbsen, Fleischbrühe und -speisen, Cremesuppen, Kartoffelpüree, Nudelgerichten, Pasteten und Salat.

Nelke
anregend, krampflösend, magenstärkend, blähungswidrig

Die Gewürznelke ist ein altbekanntes Mittel, das sich sowohl gegen Zahnschmerzen als auch bei Insektenstichen oder Wehenschwäche anwenden läßt. Innerlich angewendet regt es Geist und Körper an und wirkt sich auch auf die Libido stimulierend aus. Bei streßbedingten Magen- und Darmbeschwerden empfiehlt es sich, mit Nelken zubereitete Speisen einzunehmen, z.B. Grünkohl, Fleisch- und Hühnerbrühe, Kürbis, Pasteten, Ragouts, Rotkohl. Nelken sind vorsichtig zu dosieren: Für ein Gericht für vier Personen reicht eine Nelke beziehungsweise 1 Tropfen Essenz.

Petersilie
appetitanregend, verdauungsfördernd

Petersilie ist ein „Allround"-Würzkraut, das sich zur Abrundung und Verzierung aller salzigen Speisen eignet. Zu seinen Heileigenschaften gehört, daß es den Appetit anregt, Schleim löst und die Verdauung fördert. Unter fachkundiger Aufsicht kann Petersilienessenz die Wehentätigkeit stimulieren – in früheren Zeiten wurden mit Hilfe von hohen Mengen des apiolhaltigen Petersiliensamens auch Abtreibungen angeregt, was häufig zu schrecklichen Vergiftungserscheinungen bei den verzweifelten Frauen führte. Besonders stark beeinflußt das ätherische Öl der Petersilie sämtliche Ausscheidungsorgane des Körpers und wirkt sich unterstützend auf die Heilung oder Linderung von Gelbsucht, Zellulitis, Rheuma, Harnstau, Gicht und Ekzemen aus. Der Petersilie wird auch nachgesagt, daß sie das Denk- und Konzentrationsvermögen steigere. Sie enthält in hohen Mengen Vitamin C, B und Kalium sowie antiallergisch und entzündungswidrig wirkende Bioflavone. Allerdings darf die Petersilie nicht gekocht werden, will man ihre heilenden Wirkstoffe erhalten.

Petersilie schmeckt an Eintöpfen, Gemüse-, Fisch-, Fleisch- und Geflügelgerichten, an Salaten, Soßen, Suppen sowie Wildgerichten. Wegen seiner vielseitigen Verwendbarkeit bietet sich die Herstellung eines Würzöls aus Mandelöl und Petersilie an.

Pfeffer
appetitanregend, antiseptisch,
verdauungsfördernd, anregend, aphrodisierend

Dieses weltweit am meisten verwendete Gewürz ist bekanntermaßen scharf und sollte daher nicht zu großzügig dosiert werden. Es regt die Verdauungssäfte an und wirkt sich gleichzeitig geistig sowie den Kreislauf stimulierend aus. Ein regelmäßiger, dosierter Pfefferverzehr hält den Körper rein.

Pfeffer schmeckt an Fleisch, Fisch, Gemüse, Hülsenfrüchten, Marinaden, Soßen und Suppen. Wer gerne feurig ißt, kann sich ein Würzöl aus 20 ml Weizenkeimbasisöl und 6 Tropfen Pfeffer herstellen, sollte aber sorgfältig erproben, wie viele Tropfen für eine erträgliche Schärfe reichen.

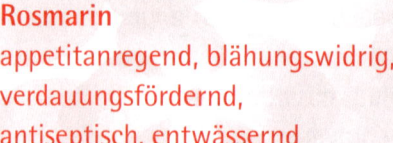

Rosmarin
appetitanregend, blähungswidrig, verdauungsfördernd, antiseptisch, entwässernd

Rosmarin wurde bereits bei den alten Ägyptern kultiviert, die seine Fruchtbarkeit und Lebensglück schenkenden Eigenschaften schätzten. Dieses stark wirkende Kraut enthält Bitter- und Gerbstoffe, Saponine und Flavonide, die antioxidativ wirken und daher die Haltbarkeit von Nahrungsmitteln verlängern. Aber auch der Mensch, der sich mit den Kräften von Rosmarin stärkt, erlebt, so die Legende, eine verjüngende bzw. lebensverlängernde Wirkung. Einen allgemein stärkenden Einfluß hat Rosmarin auf die Nerven, Konzentration, Gehirn- und Herztätigkeit, den Kreislauf sowie die Potenz. Nach einer Krankheit oder bei Erschöpfungszuständen sollte man verstärkt Rosmarin zu sich nehmen, jedoch nicht am Abend.
Rosmarin schmeckt gut an Fischmarinaden, Grilladen, Hammel-, Schweinefleisch-, Wild- und Kalbfleischgerichten, Kräuteressig und Pizza.

Salbei
schweißhemmend, schleim- und krampflösend, abwehrstärkend, entzündungshemmend

Salbei enthält nachweislich entzündungshemmende, bakterien- und pilztötende Stoffe. Er reinigt den Magen-Darm-Trakt und fördert den Stoffwechsel und die Fettverdauung. Herausragende Bedeutung kommt dem Salbei bei der Regulierung einer zu starken Schweißsekretion zu. Besonders in den Wechseljahren hilft die regelmäßige Einnahme von Salbei den Frauen bei Hitzeanfällen, auch bei nervösem Zittern und Schwindel. Salbei beruhigt und klärt die Gedanken. Er sollte aber nur über einen begrenzten Zeitraum eingenommen werden.

Zur Stärkung der Mundflora, bei Zahnschmerzen oder Zahnfleischentzündungen ist die Spülung mit Salbeitee ein bewährtes Heilmittel.

Vorsicht ist in der Schwangerschaft, bei Epilepsie und hohem Blutdruck angeraten.

Salbei paßt gut zu Kalbfleisch, gebratener Leber, Eintöpfen, Pasteten, Gemüsegerichten, Geflügel- und Hackfleischgerichten und Lammbraten.

Thymian
desinfizierend, abwehrsteigernd, antibakteriell, anregend, kräftigend

Thymian ist eine stark wirksame, seit alters bekannte Heilpflanze, die äußerst sparsam dosiert werden sollte, da sie in hoher Dosierung leicht toxisch wirken kann. Ihre Wirkung ist antibakteriell, antiviral, entzündungshemmend und schimmel- sowie fäulnisverhindernd. Sogar auf Ameisenhügeln kann man angebauten Thymian finden, was zeigt, daß diese klugen Tiere sich mit dessen Heileigenschaften schützen. Schon die alten Griechen räucherten und würzten mit Thymian, dem sie stärkende Eigenschaften zuschrieben. Mit Thymian gewürzte Nahrung ist leichter magenverträglich und läßt sich gut verdauen. Besonders bei Erkältungskrankheiten erweist sich Thymian als kräftigend, schleimlösend und entkrampfend. Man setzt ihn auch bei niedrigem Blutdruck und zur Anregung des Blutkreislaufs ein. Wer sich geistig und körperlich ausgelaugt fühlt, findet mit diesem Gewürz Stärkung, weshalb sich auch Thymian im Kräuterkissen im Schlafzimmer empfiehlt. Hier entspannt er körperlich wie psychisch und fördert einen tiefen Schlaf.

Das weiße Thymianöl enthält weniger Thymol und wirkt schwächer, weswegen es von feinfühligeren Menschen eher benutzt werden sollte als das rote Thymianöl. Menschen mit hohem Blutdruck, Schwangere, Kleinkinder

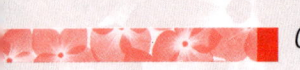

und zur Epilepsie neigende Menschen sollten Thymianöl nicht einnehmen. Ein Würzöl mit Thymian findet viele Verwendungsmöglichkeiten und macht die Speisen leichter verdaulich. Thymian schmeckt gut zu Eier-, Fisch- und Grillgerichten, Gemüseeintöpfen, Pizza, Tomaten, Gurkensalat und in Kräuterbutter.

Verwendung ätherischer Öle in der Küche

Würzöle

Beliebt sind die selbst hergestellten Würzöle. Sie sind lange haltbar und verleihen Suppen, Soßen, Salatdressings, Desserts und anderen Speisen sowie Getränken das „gewisse Etwas". Vorzugsweise werden einem kaltgepreßten Pflanzenöl folgende ätherische Öle beigemischt:
Anis, Asant, Basilikum, Bergbohnenkraut, Dill, Estragon, Fenchel, Ingwer, Kardamom, Karotte, Knoblauch, Koriander, Kreuzkümmel, Kümmel, Lavendel, Limette, Lorbeer, Majoran, Mandarine, Muskateller Salbei, Muskatnuß, Nelke, Orange, Oreganum, Petersilie, Pfeffer, Pimentbeeren, Rosmarin, Salbei, Sellerie, Thymian, Wacholder, Ysop, Zimt, Zitrone oder Zwiebel.
Je nach Ölsorte und geschmacklichen Vorlieben kann man zwischen 10 und 30 Tropfen eines Würzöls in das Basisöl mischen. Füllen Sie 50 ml Basisöl in eine geeignete Braunglasflasche, und träufeln Sie die Würzessenz darüber. Anschließend muß die verschlossene Flasche kräftig geschüttelt werden, damit sich die beiden Öle miteinander vermischen. Das fertige Würzöl sollte drei Wochen ruhen, bevor es tee- oder eßlöffelweise weiterverarbeitet wird.

Würzölmischungen

für die Pizza:
50 ml Olivenöl, 2 Tropfen Thymian, 3 Tropfen Majoran, 3 Tropfen Oregano, 1 Tropfen Zitrone

für Süßspeisen:
50 ml Haselnußöl, 8 Tropfen Orange, 4 Tropfen Vanille, 4 Tropfen Zitrone

für Salatsoßen:
50 ml Nuß-, Oliven- oder Sonnenblumenkernöl mit entweder:
8 Tropfen Basilikum
oder
3 Tropfen Estragon, 3 Tropfen Thymian, 2 Tropfen Lemongras
oder:
2 Tropfen Muskateller Salbei, 2 Tropfen Dill, 1 Tropfen Koriander
oder:
4 Tropfen Estragon, 3 Tropfen Petersilie, 3 Tropfen Dill

für Suppen und Nudelgerichte:
50 ml Olivenöl, 4 Tropfen Basilikum, 2 Tropfen Rosmarin, 3 Tropfen
* Thymian, 3 Tropfen Clementine*

für mächtige Eintöpfe und Aufläufe:
50 ml Olivenöl, 4 Tropfen Thymian, 5 Tropfen Rosmarin, 2 Tropfen Zitrone

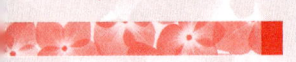

für gegrilltes Fleisch:
50 ml Walnußöl, 2 Tropfen Lavendel, 2 Tropfen Muskateller Salbei,
3 Tropfen Rosmarin, 2 Tropfen Thymian, 2 Tropfen Oregano

Essigwürzmischungen

Essig wird gelegentlich als schädlich für den Säurepegel im menschlichen Körper bezeichnet, doch ist diese These nicht haltbar. Im Gegenteil ist Essigsäure für den Organismus wichtig. Sie spielt eine wesentliche Rolle beim Abbau von Kohlenhydraten und Fetten und bei der Verarbeitung von Eiweißstoffen. Essig wirkt stark konservierend und desinfizierend, weshalb er im Haushalt ein natürliches Reinigungsmittel darstellt, etwa als Essigessenz. In Nahrungsmitteln aber sollte man nur Obstessig oder hochwertigen Weinessig verwenden. Mit Aromaessenzen gewürzter Essig gibt ebenso wie Würzöle Ihren Speisen, insbesondere Salatsoßen, eine delikate Note. Ungefähr 10 Tropfen Essenz auf einen Viertelliter Essig reichen aus, um diesem einen besonderen Geschmack zu verleihen. Schütteln Sie die Mischungen kräftig durch, und lassen Sie sie vor Benutzung zwei Wochen ziehen. Empfehlenswert ist es, das ätherische Öl zuvor in einem Eßlöffel Akazienhonig oder Ahornsirup zu emulgieren.

Würzessigmischungen

250 ml Apfelessig, 1 Eßlöffel Ahornsirup als Emulgator für 2 Tropfen Pfeffer, 4 Tropfen Melisse, 6 Tropfen Estragon
oder:
250 ml Weinessig, je 2 Tropfen Muskat, Koriander und Thymian

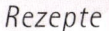

oder:
250 ml Weinessig, 4 Tropfen Oregano, 2 Tropfen Majoran,
3 Tropfen Muskateller Salbei

Würzsalze

Eine überaus reizvolle Möglichkeit, Speisen zu würzen, besteht darin, Salz zu parfümieren. Dazu träufelt man 5 bis 10 Tropfen eines ätherischen Würz- öls in ein leeres, verschließbares Glas, in das man 50 g Salz füllt. Kräftig schütteln und vor Gebrauch einige Tage ziehen lassen. Für die Herstellung von Würzsalzen eignen sich unter anderem Basilikum, Bay, Bergbohnen- kraut, Dill, Estragon, Fenchel, Koriander, Lemongras, Kardamom, Majoran, Muskat, Muskateller Salbei, Nelke, Orange, Pfeffer, Rosmarin, Thymian und Wacholder.

Marinaden, Salat– und andere Dressings

Die Vielfalt der Kombinationen sowohl fetter pflanzlicher als auch ätheri- scher Öle erlaubt insbesondere im Bereich der Salatzubereitungen eine rei- che Palette an delikaten Möglichkeiten für den feinen Geschmack, aber auch zur Verfeinerung von Fleisch und Gemüse. Hier möchte ich Ihnen ei- ne Auswahl interessanter Rezepte präsentieren.

Marinaden

Marinaden stellen eine Möglichkeit dar, Speisen – etwa Gemüse oder Fleisch – haltbarer und mürber zu machen und ihnen dabei einen beson- deren Geschmack zu verleihen. Es gibt sogenannte flüssige und trockene

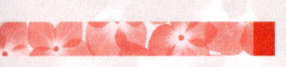

Marinaden. Grundzutaten milder flüssiger Marinaden sind Buttermilch und Rotwein oder Mischungen aus Weißwein, Cognac und Öl. Die Basis kräftiger Marinaden ist gewürzter Essigsud. Man legt darin Fleisch, Fisch, Geflügel und Wild ein. In Frankreich und südlichen Ländern spielt die flüssige Marinade auch für die verschiedenen Gemüsesorten, die als Vorspeise – Légumes, Crudités, Antipasti – gereicht werden, eine wichtige Rolle. Trockene Marinaden bestehen überwiegend aus einer Mischung aus zerstoßenen Kräutern, Blättern und Gewürzen, mit denen man Fleisch, Fisch oder Geflügel einreibt. Für eine trockene Marinade eignen sich Estragon, Ingwer, Knoblauch, Koriander, Kümmel, Muskat, Nelken, Oregano, Pfeffer, Piment, Thymian, Wacholder, Zimt und viele andere Gewürze. Mit einer solchen Marinade wird das Fleisch erst kurz vor dem oder während des Bratens eingestrichen. Aus Marinaderesten lassen sich auch leicht Soßen herstellen.

Marinade für eine Gemüse-Vorspeise:
Je 100 ml trockenen Weißwein und milden Weinessig mit 100 ml Olivenöl verrühren, mit 2 Tropfen Estragon, 1 Tropfen Lorbeer, 1 Tropfen Thymian, 2 Tropfen Rosmarin, 1 Tropfen Basilikum und einer zerdrückten Knoblauchzehe abschmecken und das Gemüse darin einlegen.

Marinade für Ratatouille:
Die einzeln gesalzenen Scheiben einer Aubergine, je eine in Ringe geschnittene rote und gelbe Paprikaschote, je 2 in dünne Scheiben geschnittene Zwiebeln und Zucchini in 5 EL Olivenöl anbraten und nach 5 Minuten einige gehäutete, in Scheiben geschnittene Tomaten für weitere 4 Minuten hinzufügen. Anschließend das Gemüse marinieren und kalt servieren.
Die Marinade wird aus 3 EL Rotwein, 1 TL Dijon-Senf, 1 zerdrückten

Knoblauchzehe, 1 TL Meersalz und je 2 Tropfen Basilikum, Pfeffer, Majoran und Rosmarin hergestellt.

Steak-Marinade:
Vermischen Sie 2 EL Dijon-Senf mit 2 EL Tomatenmark, und würzen Sie diese Mischung mit $^1/_2$ TL Meersalz, 3 Tropfen Pfeffer und je 1 Tropfen Majoran, Oregano und Basilikum. Die Steaks werden mindestens eine Stunde vor dem Braten damit dick eingerieben.
Nach dem Braten kann man den Fond mit Crème fraîche aufkochen und über die warmgehaltenen Steaks gießen.

Lamm-Marinade:
2 EL rotes Johannisbeergelee mit 3 EL Limonensaft verrühren und 2 Tropfen Thymian, 3 Tropfen Pfeffer, 1 Tropfen Minze und $^1/_2$ TL Meersalz hinzufügen und damit Lammkotelettes eine Stunde vor dem Grillen dick bestreichen.

Hähnchen-Marinade:
Stellen Sie aus 1 Becher Naturjoghurt, 1 EL Tomatenmark, 1 Eßlöffel Worcester-Soße, 2 Tropfen Pfeffer, 4 Tropfen Oregano, 4 Tropfen Bergbohnenkraut und 1 TL Meersalz eine Marinade her, mit der sie das Hähnchen einige Stunden vor dem Grillen bestreichen.

Enten-Marinade:
Bringen Sie 150 g Preiselbeeren, 3 EL Honig, 1 Glas Orangensaft (ca. 150 ml) und 100 ml Roséwein zum Kochen. Pürieren Sie die Preiselbeeren, fügen Sie 1 TL Meersalz, 4 Tropfen Salbei und 2 Tropfen Pfeffer hinzu, und marinieren Sie die Ente in dieser Mischung möglichst über Nacht.

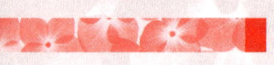

Forellen-Marinade:
Mischen Sie 100 ml Olivenöl mit der gleichen Menge Orangensaft, und würzen Sie die Flüssigkeit mit einer zerdrückten Knoblauchzehe, 1 TL Dijon-Senf, 1 TL Meersalz, 2 Tropfen Pfeffer, 1 Tropfen Lorbeer und 2 Tropfen Kardamom. Den gesäuberten und vorbereiteten Fisch eine Stunde vor dem Grillen marinieren. Während des Grillens die Marinade zu einer dicken Soße einkochen und anschließend über den Fisch gießen.

Muschel-Marinade:
Die gesäuberten Muscheln in einem Topf langsam erhitzen, bis alle Schalen geöffnet sind. Vom Herd nehmen und nach Entfernen der ungeöffneten Muscheln die Marinade darübergießen. Diese wird aus 3 EL Olivenöl, 1 EL Himbeeressig, 1 TL Meersalz, 1 TL Dijon-Senf, 2 Tropfen Petersilie, 2 Tropfen Basilikum und 4 Tropfen Pfeffer zubereitet. Anschließend werden die Muscheln nochmals erhitzt und kurz zum Kochen gebracht. Eine Hälfte der Schalen entfernen und die Muscheln mit der mit Rahm angedickten Marinade übergießen.

Salat-Dressings

Klassische Vinaigrette:
$1/_4$ TL Meersalz, 1 TL Dijon-Senf, nach Geschmack 1 Prise Zucker in 6 EL Weißweinessig verrühren und mit 2 Tropfen Pfeffer und 1 Tropfen Estragon abschmecken. Anschließend 150 ml Olivenöl hinzufügen und kräftig verschlagen.
Die Vinaigrette paßt zu fast allen Salaten und läßt sich phantasievoll variieren. Sie können z.B. sehr gut Petersilie, Majoran, Knoblauch oder Zitronenmelisse hinzufügen.
Pfeffer-Dressing:

184

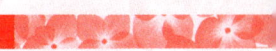

1 TL Himbeeressig, $1/4$ TL Meersalz, eine Prise Zucker; 2 Tropfen Pfefferessenz, 2 Tropfen Thymian und 1 Tropfen Salbei in 1 Becher Naturjoghurt emulgieren und das Ganze zusammen mit 3 EL Haselnußöl verrühren.
Paßt zu Rohkostsalaten aus Apfel und Sellerie, zu Tomaten- und Paprikasalaten sowie zu Grillfleisch.

Auberginen-Dressing:
1 Aubergine im Backofen 20 Minuten garen, dann häuten und mit einem Mixer pürieren. Mit $1/4$ TL Meersalz, 1 TL Dijon-Senf, 1 zerdrückten Knoblauchzehe, 2 Tropfen Estragon und 1 Tropfen Koriander abschmecken und mit 1 Becher Crème fraîche verfeinern.
Paßt zu vielen Salaten und als Dip zu frischen Kartoffeln, Eiern und Rohkost.

Roquefort-Dressing:
Je 1 Prise Meersalz und Zucker und 1 TL Dijon-Senf in 1 EL Weißweinessig verrühren und 2 Tropfen Pfeffer und 3 Tropfen Estragon hinzufügen. 50 g Roquefort zerdrücken, mit einem halben Becher Schlagsahne mischen und zusammen mit 3 EL Haselnußöl zum Essig geben. Gut verrühren und kühl stellen.
Paßt gut zu Reis-, Kartoffel-, Nudel- und Eiersalaten.

Nuß-Dressing:
$1/4$ TL Meersalz, 1 TL Dijon-Senf, 1 Prise Zucker mit 3 EL Apfel- oder Weißweinessig verrühren, 2 Tropfen Pfeffer und 1 Tropfen Salbei hinzufügen und zusammen mit 150 ml Nußöl (Walnuß oder Erdnuß) kräftig verrühren. Anschließend 2 EL feingehackte, zum Öl passende Nüsse unter die Soße rühren und zu Nudelsalat servieren.

Dressings zu Fisch- und Fleischgerichten

Preiselbeer-Dressing:
1 Handvoll Preiselbeeren in einem halben Glas Orangensaft weich garen und anschließend im Mixer pürieren. 2 Tropfen Zimt und 3 Tropfen Orange in 1 EL Akazienhonig emulgieren und zusammen mit 5 EL Erdnußöl unter das Beerenmus rühren.
Paßt zu Wild, Gans, Ente und Pute sowie zu Pasteten.

Zitronen-Senf-Dressing:
3 pürierte hartgekochte Eidotter mit 2 TL Dijon-Senf verrühren und 3 EL Olivenöl langsam einrühren. Mit 1–2 TL Zitronensaft, 1 Prise Zucker, 2 Tropfen Pfeffer, 1 Tropfen Estragon und 1 Tropfen Muskateller Salbei würzen. 1 Becher Sahne steifschlagen und vorsichtig unter die Masse ziehen.
Paßt zu kaltem Hühner-, Schweine- und Rindfleisch.

Fisch-Dressing:
100 bis 150 g geräucherte Fischfilets (Makrele, Forelle oder Lachs) pürieren, mit 2 EL Zitronensaft und einem Becher Rahm vermischen und mit 2 Tropfen Pfeffer, 1 Tropfen Dill und 1 Tropfen Melisse würzen.
Paßt gut zu Grillfisch und Meeresfrüchten.

Ätherische Öle in Süßspeisen

Als Backaromen können eine Reihe von ätherischen Ölen verwendet werden. Clementine, Grapefruit, Limette, Mandarine, Orange und Zitrone werden unverdünnt verwendet, andere Essenzen im Verhältnis 1:1 mit einem

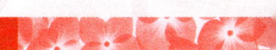

hochwertigen Pflanzenöl vermischt. Zu diesen gehören vorzugsweise Anis, Ingwer, Kardamom, Koriander, Vanille und Zimt. Doch auch Angelikawurzel, Bergamotte, Fenchel, Lavendel, Lemongras, Melisse, Minze, Muskat, Muskateller Salbei, Nelke und Rose gehören zu den Essenzen, die süßen Speisen den besonderen Pfiff verleihen.

Bunter Obstsalat:

Schneiden Sie gewaschenes Obst – je nach Saison Äpfel, Birnen, Erdbeeren, Bananen, Kiwis, Mango, Pfirsich, Mandarine u.a. – in kleine Stückchen, emulgieren Sie einige Tropfen Vanille und Zitrone, Grapefruit oder Limette in 1 EL Honig oder Ahornsirup, und mischen Sie diese mit 2 EL eines zum Obst passenden Likörs. Diese Mischung wird über das Obst gegeben und nach 1 bis 2 Stunden serviert. Man kann je nach Vorliebe unter das Obst einen mit Milch und Zucker angemachten Sahnequark mischen und mit gerösteten Mandelsplittern verfeinern.

Rosenquark:

2 Handvoll gereinigter Rosenblüten zerstoßen, mit 2 EL Zucker verrühren und 50 ml Rosenwasser hinzufügen. Bei kleiner Flamme so lange köcheln lassen, bis der Zucker sich auflöst. Fügen Sie nun weitere 50 ml Rosenwasser hinzu, und träufeln Sie 5 Tropfen Rosenöl hinein. Mischen Sie diese flüssige Masse mit 250 g Sahnequark, und servieren Sie sie als Dessert.

Vanillecreme:

2 Eigelb mit 50 g Zucker schaumig rühren, 5 Tropfen Vanille hinzufügen, 2 EL Speisestärke mit etwas Milch anrühren. $^1/_2$ l Milch und die angerührte Speisestärke in die Eicreme rühren und auf dem Herd mehrmals aufkochen lassen. Dabei so lange kräftig rühren, bis die Creme

eingedickt ist. Das geschlagene Eiweiß unter die Creme ziehen und mit Schokostreuseln oder -soße servieren.

Zitroneneis:

In 200 ml Schlagsahne langsam 1 EL Akazienhonig rühren, 2 Eiweiß steif schlagen und zur Sahne geben. 2 Eigelb nacheinander unter Rühren hinzufügen, 5 Tropfen Zitrone in 1 TL Akazienhonig emulgieren und mit einer kleingeschnittenen Zitrone in die Masse geben. Abfüllen und einige Stunden im Gefrierfach erkalten lassen.

Auf diese Weise lassen sich auch andere Geschmacksrichtungen herstellen, etwa mit Vanille-, Kardamom- und Orangenessenzen.

Orangenjoghurt:

Emulgieren Sie 2 Tropfen Orange, 2 Tropfen Vanille und 1 Tropfen Bergamotte mit 1 TL Ahornsirup oder Akazienhonig, und mischen Sie die Lösung gründlich mit 1 Becher Naturjoghurt.

Selbstgemachte Marzipankugeln:

500 g Marzipan-Rohmasse zerdrücken und mit 50 g Puderzucker, 1 EL Arrak, 1 EL Rosenwasser, 6 Tropfen Orange, 4 Tropfen Vanille und 1 Tropfen Zimt zu einer geschmeidigen, weichen Masse verrühren. Zu Kugeln formen und in Kakaopulver oder gehackten Mandeln wenden. Selbstgemachte Marzipankugeln sind ein hübsches Geschenk in der Advents- und Weihnachtszeit.

Früchtekuchen:

125 g geriebene Haselnüsse, 125 g gehackte Mandeln, je 125 g gewaschene und getrocknete Sultaninen und Korinthen und je 50 g kleingeschnittenes Zitronat und Orangeat zu einer Masse vermengen und

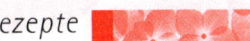

mit 2 Tropfen Zimt, 1 Tropfen Ingwer und 1 Tropfen Zitrone würzen. 125 g Butter mit 100 g Zucker schaumig schlagen und nach und nach 3 Eier unter Rühren hinzufügen. 125 g Mehl mit 3 TL Backpulver vermengen, über die Fruchtmasse sieben und das Ganze rasch unter die Schaummasse heben. In einer vorbereiteten Kastenform auf der unteren Schiebeleiste im vorgeheizten Backofen gut anderthalb Stunden bei 160°C backen. Der Früchtekuchen schmeckt noch aromatischer, wenn man ihn einige Tage in Alufolie verpackt ruhen läßt. Ein Kuchen für die kühlere Jahreszeit.

Würzige Getränkemischungen

Gewürzter Wein zur Stärkung:
1 Flasche Rotwein langsam erwärmen und 2 EL Honig sowie 8 Tropfen Salbei darin auflösen. Der Wein sollte eine Woche ziehen, bevor er täglich jeweils vor den Mahlzeiten eingenommen wird. Er ist ein starkes Elixier für alle gestreßten und erschöpften Kopfarbeiter.

Liebeswein:
Fügen Sie Ihrem Lieblingswein folgende Würzöle hinzu, lassen Sie die Mischung zwei Wochen ziehen, und trinken Sie dann täglich ein Glas davon: 2 Tropfen Salbei, 12 Tropfen Muskateller Salbei, 3 Tropfen Vanille, 1 Tropfen Koriander, 2 Tropfen Zimt. Diese Weinmischung stimuliert die Sinnlichkeit und schenkt jugendliche Freude und Unbeschwertheit.

Liebeslikör:
Mischen Sie in eine kleine Flasche Wodka 3 Tropfen Muskateller Sal-

bei, 2 Tropfen Zimt, 2 Tropfen Rosmarin, 1 Tropfen Rose und 4 Tropfen Orange. Lassen Sie die Mischung zwei Wochen ziehen, und trinken Sie hin und wieder ein kleines Gläschen als abendlichen Digestif davon.

Gewürztee:
100 g schwarzen Tee in eine verschließbare Teedose füllen und 2 Tropfen Vanille, 1 Tropfen Zimt, 1 Tropfen Muskat und 2 Tropfen Orange darüberträufeln. 3 Wochen stehenlassen und immer wieder kräftig schütteln.

Aromatischer Aperitif:
100 ml Ahornsirup mit 2 Tropfen Vanille, 1 Tropfen Orange, 3 Tropfen Bergamotte und 1 Tropfen Melisse würzen, mit Grapefruitsaft auffüllen und einige Eiswürfel hinzufügen – ein erfrischendes Getränk, nicht nur an heißen Tagen.

Gesunde Orangenlimonade:
Pressen Sie 5 Orangen aus und mischen Sie den Saft mit einer Flasche Mineralwasser. Füllen Sie mit dieser Flüssigkeit eine Mischung aus 50 ml. Ahornsirup, 8 Tropfen Orange, 3 Tropfen Grapefruit und 2 Tropfen Vanille auf.

Vitamintrunk:
100 ml Karottensaft, 100 ml Tomatensaft, Saft einer Zitrone, 3 Tropfen Petersilie, 2 Tropfen Pfeffer und 1 TL Akazienhonig kräftig vermischen und kühl servieren.

Bananenmilch:
1 reife Banane zerdrücken und mit 200 ml Milch, 1 EL Akazienhonig, 2 Tropfen Vanille und 1 Tropfen Zimt verrühren.

Joghurtmilch für heiße Tage:
250 ml Naturjoghurt, 250 ml Milch, 3 EL Kefir, 3 EL Crème fraîche,
2 Tropfen Melisse, 3 Tropfen Basilikum, 1 Tropfen Zitrone und 1 Trop-
fen Pfeffer in einem hohen Gefäß mixen und kalt servieren.

Diese Rezepte sind eine kleine Auswahl der vielfältigen Würzmöglichkei-
ten mit ätherischen Ölen. Bei ihrer Verwendung in der Küche sind der
Phantasie keine Grenzen gesetzt. Ob Sie sich ein köstliches Müsli zum Früh-
stück mit Vanille-, Bergamotte-, Grapefruit- und Orangenessenz zubereiten oder Ihrem Fruchtquark einen Tropfen Kardamom und Pfeffer zuset-
zen; ob Sie einmal einen Kürbis mit einer Tomaten-Reisfüllung zubereiten,
die nicht nur mit Zwiebeln und Knoblauch, sondern auch mit Kümmel-,
Oregano- und Pfeffer-Würzölmischungen verfeinert ist – experimentieren
Sie in allen Bereichen Ihrer Kochkunst, und Sie werden auf erstaunliche,
erlesene Geschmacksnoten stoßen.
Sie können Ihrem Küchensalz einige Kräuteressenzen hinzufügen und sich
somit Ihr eigenes Kräutersalz herstellen. Oder Sie aromatisieren Ihren Kaf-
fee (Kardamom oder Vanille auf das Kaffeepulver) oder Tee (z.B. Bergamotte, Orange, Vanille, Zimt in die Teedose), Schlagsahne (z.B. Mandarine,
Orange, Rose, Vanille, Zimt) oder sogar Pfeifentabak (z.B. Kardamom, Lorbeer, Muskateller Salbei, Nelke, Rosmarin) mit ätherischen Ölen. Mit der
Zeit entwickeln Sie ein Gespür für die Dosierung – bei den ätherischen Ölen
in der Küche gilt grundsätzlich: Weniger ist mehr! – und auch dafür, welche Essenz möglicherweise gut in ein Gericht paßt.
Ich wünsche Ihnen jedenfalls viel Freude und Erfolg auf dieser spannen-
den und vergnüglichen Entdeckungsreise.

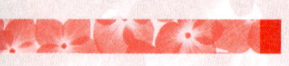

Zubereitung von Speisen:
Die geeigneten Würzöle

Die folgende Übersicht soll Ihnen eine Orientierungshilfe geben bei der Überlegung, welche Essenzen zu welcher Art von Speisen passen:

Blattsalate:

Basilikum, Estragon, Fenchel, Grapefruit, Knoblauch, Koriander, Lavendel, Lemongras, Limette, Majoran, Mandarine, Melisse, Minze, Muskat, Muskateller Salbei, Orange, Oregano, Pfeffer, Rosmarin, Thymian, Zitrone

Rohkost:

Bergamotte, Clementine, Dill, Fenchel, Grapefruit, Ingwer, Koriander, Lemongras, Mandarine, Melisse, Minze, Orange, Petersilie, Pfeffer, Rosmarin, Salbei, Thymian, Vanille, Zimt, Zitrone

Gemüse:

Aubergine: Basilikum, Knoblauch, Majoran, Oregano, Thymian
Auflauf: Bergbohnenkraut, Fenchel, Ingwer, Koriander, Muskat, Muskateller Salbei, Pfeffer, Rosmarin, Zitrone
Blumenkohl: Estragon, Koriander, Muskat, Muskateller Salbei, Pfeffer
Bohnen: Bay, Bergbohnenkraut, Fenchel, Kardamom, Koriander, Majoran, Minze, Oregano, Thymian
Brokkoli: Bay, Estragon, Fenchel, Knoblauch, Limette, Muskat, Muskateller Salbei, Pfeffer
Chicorée: Mandarine, Orange

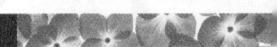

Chinakohl: Bergamotte, Muskat

Erbsen: Bay, Majoran, Melisse, Oregano

Fenchel: Anis, Dill, Fenchel

Grünkohl: Bay, Muskat, Pfeffer

Gurke: Dill, Petersilie, Pfeffer

Karotte: Anis, Bay, Estragon, Fenchel, Ingwer, Kardamom, Petersilie, Zitrone

Kartoffel: Bay, Bergbohnenkraut, Dill, Koriander, Kreuzkümmel, Kümmel, Majoran, Muskat, Oregano, Petersilie, Pfeffer, Rosmarin, Sellerie, Thymian

Kohl: Fenchel, Koriander, Kreuzkümmel, Kümmel, Nelke, Pfeffer, Rosmarin, Wacholder

Kohlrabi: Muskat, Pfeffer

Kürbis: Ingwer, Thymian, Zimt

Lauch: Muskat, Pfeffer, Zitrone

Linsen: Bay, Petersilie, Pfeffer, Thymian

Mangold: Muskat, Pfeffer, Zitrone

Paprika: Pfeffer, Thymian

Pilze: Basilikum, Dill, Melisse, Minze, Rosmarin

Rotkohl: Fenchel, Kreuzkümmel, Nelke, Pfeffer, Wacholder, Zitrone

Rote Bete: Fenchel, Koriander, Pfeffer

Sauerkraut: Dill, Kreuzkümmel, Kümmel, Nelke, Wacholder

Schwarzwurzel: Karotte, Muskat, Pfeffer

Sellerie: Bay, Karotte, Pfeffer

Spargel: Lemongras, Orange, Pfeffer, Zitrone

Spinat: Muskat, Pfeffer

Tomate: Basilikum, Bergbohnenkraut, Knoblauch, Oregano, Petersilie, Pfeffer, Rosmarin, Salbei, Thymian

Weißkohl: Koriander, Kreuzkümmel, Kümmel, Muskat, Petersilie, Pfeffer

Wirsing: Koriander, Kreuzkümmel, Muskat, Zitrone

Wurzelgemüse: Karotte, Muskat, Petersilie

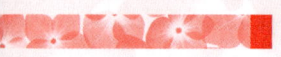

Zucchini: Basilikum, Dill, Knoblauch, Muskat, Muskateller Salbei, Petersilie, Pfeffer

Suppen:

Brühe: Bay, Dill, Estragon, Ingwer, Lorbeer, Majoran, Muskateller Salbei, Oregano, Nelke, Petersilie, Pfeffer, Rosmarin, Sellerie, Thymian
Currysuppe: Kardamom
Eintopf: Basilikum, Bay, Bergbohnenkraut, Dill, Estragon, Ingwer, Karotte, Knoblauch, Koriander, Kreuzkümmel, Lemongras, Lorbeer, Majoran, Oregano, Muskat, Nelke, Petersilie, Pfeffer, Rosmarin, Salbei, Sellerie, Thymian, Ysop
Fischsuppe: Lavendel, Muskateller Salbei
Gemüsesuppe: Karotte, Knoblauch, Majoran, Muskat, Oregano, Pfeffer
Kaltschale: Limette, Mandarine, Minze, Orange
Tomatensuppe: Basilikum, Knoblauch, Majoran, Oregano, Pfeffer
Wildsuppe: Wacholder

Fleischgerichte:

Ente: Minze, Thymian
Geflügel: Basilikum, Bergamotte, Clementine, Dill, Estragon, Grapefruit, Ingwer, Koriander, Lemongras, Limette, Majoran, Mandarine, Muskat, Orange, Oregano, Pfeffer, Rosmarin, Sellerie, Thymian, Ysop
Hammel- und Lammfleisch: Bergbohnenkraut, Estragon, Kreuzkümmel, Lavendel, Lorbeer, Majoran, Minze, Oregano, Pfeffer, Rosmarin, Thymian, Wacholder, Zimt
Kalbfleisch: Estragon, Fenchel, Ingwer, Muskat, Muskateller Salbei, Petersilie, Pfeffer, Salbei, Ysop, Zitrone
Ragout: Estragon, Muskat, Pfeffer, Salbei, Zitrone
Rind: Lorbeer, Petersilie, Pfeffer, Rosmarin, Sellerie, Thymian, Wacholder,

Ysop, Zimt
Wild: Bay, Kardamom, Koriander, Pfeffer, Rosmarin, Thymian, Wacholder

Nudeln, Reis, Getreide:
Getreide (Dinkel, Gerste, Hirse): Bay, Bergbohnenkraut, Dill, Fenchel, Kardamom, Koriander, Majoran, Minze, Oregano, Pfeffer, Rosmarin, Thymian
Nudelgerichte: Basilikum, Majoran, Muskat, Oregano, Pfeffer, Thymian
Reisgerichte: Bay, Estragon, Ingwer, Kardamom, Kreuzkümmel, Muskateller Salbei, Nelke, Pfeffer
Milchreis: Bergamotte, Clementine, Grapefruit, Limette, Mandarine, Orange, Vanille, Zimt, Zitrone

Dressings, Marinaden, Soßen:
Dressings: Bergamotte, Bergbohnenkraut, Dill, Koriander, Lavendel, Lemongras, Limette, Majoran, Melisse, Muskat, Oregano, Pfeffer, Sellerie, Zimt, Zitrone
Marinaden: Bergbohnenkraut, Dill, Estragon, Fenchel, Grapefruit, Koriander, Kreuzkümmel, Kümmel, Lemongras, Limette, Majoran, Minze, Muskat, Muskateller Salbei, Nelke, Orange, Oregano, Pfeffer, Rosmarin, Thymian, Vanille, Wacholder, Ysop
Soßen: Anis, Basilikum, Bay, Bergamotte, Bergbohnenkraut, Clementine, Dill, Estragon, Fenchel, Ingwer, Kardamom, Koriander, Kreuzkümmel, Kümmel, Lemongras, Limette, Majoran, Melisse, Minze, Muskat, Muskateller Salbei, Nelke, Orange, Oregano, Pfeffer, Rosmarin, Sellerie, Wacholder, Ysop, Zimt, Zitrone

Süßspeisen, Desserts:
Cremes, Quark: Basilikum, Bergamotte, Clementine, Grapefruit, Ingwer, Koriander, Lemongras, Limette, Mandarine, Muskateller Salbei, Nelke,

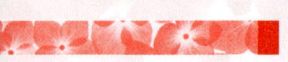

Orange, Rose, Vanille, Zimt, Zitrone
Eis, Sorbet: Clementine, Grapefruit, Lavendel, Lemongras, Limette, Mandarine, Minze, Muskateller Salbei, Orange, Vanille, Zimt, Zitrone
Kompott: Angelikawurzel, Bay, Grapefruit, Koriander, Lemongras, Mandarine, Melisse, Muskat, Nelke, Pfeffer, Zimt, Zitrone
Kuchen: Anis, Bay, Bergamotte, Fenchel, Kardamom, Koriander, Limette, Nelke, Orange, Sternanis, Vanille, Zimt, Zitrone

Getränke:

Glühwein, Punsch: Nelke, Orange, Zimt
Likör: Angelikawurzel, Kardamom, Koriander, Kreuzkümmel, Lavendel, Mandarine, Minze, Muskat, Muskateller Salbei, Nelke, Orange, Rose, Thymian, Vanille, Zimt, Zitrone
Limonaden: Bergamotte, Clementine, Grapefruit, Koriander, Lemongras, Limette, Mandarine, Melisse, Orange, Zitrone
Longdrinks: Bergamotte, Lemongras, Limette, Mandarine, Melisse, Minze, Orange, Pfeffer, Rose, Vanille, Zimt, Zitrone
Milch: Anis, Clementine, Dill, Fenchel, Koriander, Lavendel, Lemongras, Limette, Melisse, Minze
Schnäpse: Koriander, Muskat, Muskateller Salbei, Thymian, Vanille, Wacholder, Zimt
Tee: Bergamotte (Earl Grey), Fenchel, Kamille, Melisse, Orange, Rose
Wein: Bergamotte, Ingwer, Muskateller Salbei, Rose, Rosmarin, Salbei, Vanille, Zimt

6.
Verwendung ätherischer Öle im Haushalt

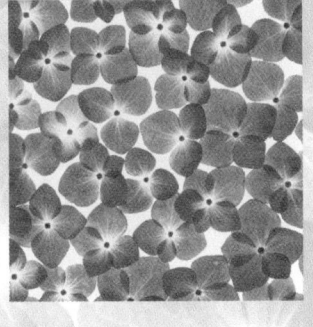

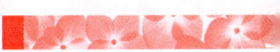

*J*e mehr Sie sich mit den ätherischen Ölen beschäftigen, desto sicherer gehen Sie mit ihnen um. Bald schon werden Sie frei und phantasievoll ätherische Öle in den unterschiedlichsten Bereichen anwenden wollen. Auch im Haushalt stoßen Sie auf vielfältige Möglichkeiten, sich das Leben mit Hilfe der natürlichen Pflanzenessenzen angenehmer zu gestalten. Hier möchte ich Ihnen einige Beispiele der Anwendung ätherischer Öle zur Reinigung und Pflege im alltäglichen Leben geben.

Reinigungsmittel

Aufgrund seiner antiseptischen Eigenschaften stellt Teebaumöl ein sehr wirksames Reinigungsmittel dar. Mit einigen Tropfen davon in einem Eimer Wasser erhält man ein natürliches Putzmittel, das bei der regelmäßigen Hausreinigung zu verwenden ist, aber auch in Bereichen, die der Desinfizierung bedürfen, etwa in Krankenhäusern, öffentlichen Bädern, Saunen oder Solarien.

Tierkäfige kann man gut regelmäßig mit einem Zusatz an Teebaumöl im Putzwasser reinigen. Es stärkt auch die Tiere und hält Parasiten von ihnen fern.

Wenn man allerdings den nicht unbedingt angenehmen Geruch von Teebaumöl nicht mag, kann man auch einige wenige Tropfen Lavendel oder Thymian ins Putzwasser geben. Auch Zitrone hat eine desinfizierende Wirkung und riecht zudem angenehm.

Waschmittel

Als Zusatz in Waschmitteln eignet sich ebenfalls Teebaum, besonders wo Desinfektion der Wäsche notwendig ist, etwa wenn Handtücher, Waschlappen, Unterwäsche und Strümpfe von jemandem gewaschen werden, der von einem Pilz betroffen ist.

Waschmaschinenspülmittel

Geben Sie in den Spülgang Ihrer Waschmaschine einige Tropfen Ihres Lieblingsöles, um Ihre Wäsche angenehm zu parfümieren. Falls Sie daran anschließend die Wäsche im Wäschetrockner trocknen, sollten Sie jedoch die Essenz erst im Trockner auf die Wäsche träufeln, am besten zehn Minuten vor Beendigung des Trockenvorgangs auf ein dunkles Handtuch; sonst geht das Aroma zu schnell verloren.

Parfüm für Bügelwäsche

Lösen Sie in einem Teelöffel Alkohol einige Tropfen Ihres Lieblingsöles, und füllen Sie diese Lösung zusammen mit dem Wasser in den Tank Ihres Dampfbügeleisens. Auch wenn die so aufgelösten ätherischen Öle keine Flecken machen, sollten Sie doch leicht verdunstende Öle und weniger solche, die auch als Fixativ verwendet werden, benutzen. Besonders geeignet sind Lavendel, Zitrus- und Blütenessenzen.

Geschirrspülmittel

Vermischen Sie 250 ml flüssige Neutralseife mit einigen Tropfen Melisse oder Zitrone, und setzen Sie für die pflegenden Eigenschaften 4 Tropfen Kamille und 2 Tropfen Teebaum hinzu.

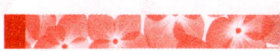
Mottenschutz

Lavendel-Duftkissen sind das traditionelle Mittel gegen Mottenbefall von Kleidung in Schränken. Die Essenzen verschaffen uns den Vorteil, diese Kissen immer gleichbleibend duftend zu erhalten. Denn nach einiger Zeit läßt normalerweise der Duft dieser natürlichen Kissen nach. Dann erneuert man mit einigen Tropfen ätherischen Öls den Duft, wobei neben Lavendel auch Salbei, Zedernholz, Zypresse und Vetiver geeignet sind.

Eine weitere Möglichkeit, Kleiderschränke von Ungeziefer freizuhalten, besteht darin, den Schrank mit unverdünntem ätherischen Öl einzureiben, etwa Teebaum, Salbei, Zedernholz oder Lavendel. Das Holz nimmt dessen Eigenschaften an und vertreibt lästige Insekten.

Holzpflegemittel

Setzen Sie einem hochwertigen Pflanzenöl wie Jojobaöl Lavendel, Zedern- und Rosenholz hinzu, und reiben Sie Ihre Möbel hauchdünn damit ein. Das Öl pflegt das Holz und verleiht ihm zudem einen angenehmen Duft.

Luftreinigung

Lemongras ist die ideale Essenz, um schlechte Raumgerüche zu vertreiben. Sowohl nach dem Kochen und Braten in der Küche als auch im Bad hilft eine Aromalampe, in der regelmäßig Lemongras nachgefüllt wird. Bad und Toilette kann man überdies mit einem Putzmittel reinigen, dem man einige Tropfen Lemongras hinzugefügt hat.

Zum Beseitigen von Zigarettenrauch in der Wohnung bieten sich sowohl eine Aromalampe als auch eine brennende Kerze an, in deren flüssigem Wachs um den Docht herum einige Tropfen Lemongras eingeträufelt sind. Weitere Essenzen, die sich zur Luftreinigung bewährt haben, sind Berga-

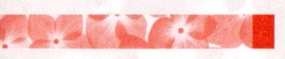

motte, Gingergras, Grapefruit, Kiefernnadel, Lavendel, Limette, Lorbeer, Patchouli, Pinie, Thymian, Wacholder, Weihrauch, Zimt, Zirbelkiefer und Zitrone.

Pflanzenpflege

Von Blattläusen befallene Pflanzen draußen und im Haus kann man von der Plage befreien, wenn man die Blätter täglich mit Wasser besprüht, dem Teebaum und/oder Lavendel zugesetzt ist. Geben Sie auf einen Liter Wasser 20 bis 30 Tropfen ätherischen Öls. Schütteln Sie vor jeder Behandlung die Sprühflasche gründlich durch.

Auch Mehltau und Pilze lassen sich damit beseitigen. Übrigens können Sie Ihr verbrauchtes Putzwasser ruhig über Ihren Blumenbeeten ausschütten, sofern Sie ein sanftes, biologisch abbaubares Reinigungsmittel und Teebaum oder Lavendel benutzen. Ihren Blumen schadet es nicht – im Gegenteil.

Tierpflege

Wunden, Fleckenekzeme, Sarkoide und Pilzerkrankungen lassen sich bei Tieren wirkungsvoll mit Teebaumöl behandeln, das man unverdünnt auf die betroffenen Stellen reibt. Da Insekten allergisch auf diese Essenz reagieren, ist Teebaum auch ein Wundermittel zur Bekämpfung von Flöhen im Hundefell und gegen Zecken. Ein Tropfen unverdünntes Öl, direkt auf die Zecke aufgebracht, reicht aus; die Zecke läßt normalerweise schon nach kurzer Zeit los, und man kann sie leicht entfernen. Auch Thymian und Lavendel sind hier sehr wirkungsvoll.

Wenn Sie Ihren Hund vor einer Reise beruhigen wollen, können Sie ihm einen Tropfen Baldrian ins Futter geben; Katzen reagieren allerdings umgekehrt mit verstärkter Unruhe.

7.
Eine kleine Hausapotheke
der ätherischen Öle

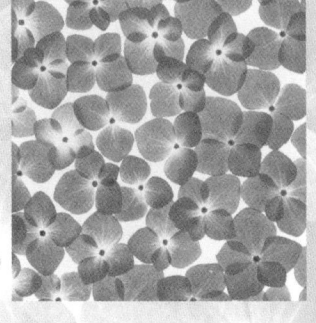

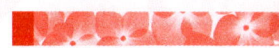

*V*iele Beschwerden und Krankheiten lassen sich mit naturheilkundlichen Behandlungen, insbesondere auch mit dem gezielten Einsatz ätherischer Öle, bei innerer und äußerer Anwendung kurieren oder wenigstens lindern. Im folgenden finden Sie eine Übersicht über Behandlungsmöglichkeiten der häufigsten Beschwerden, die im Alltag eines jeden hin und wieder auftauchen.

Bauchschmerzen, Blähungen:

Bereiten Sie täglich zweimal einen Fencheltee, dem Sie 2 Tropfen Fenchelöl auf einem Teelöffel Akazienhonig hinzufügen.
Ein Massageöl aus 50 ml Jojobabasisöl und je 10 Tropfen Fenchel, Koriander und Kümmel kann zusätzlich auf dem Bauch einmassiert werden.

Blutdruck, hoher:

Bereiten Sie ein Massageöl aus 100 ml Borretschbasisöl und 10 Tropfen Lavendel und Ylang-Ylang her. Tägliche Massagen des ganzen Körpers haben sich bewährt.
Würzen Sie die täglichen Speisen bevorzugt mit Knoblauch, Wacholder, Ysop und Zwiebel.

Blutdruck, niedriger:

Ein Massageöl aus 100 ml Johanniskrautbasisöl, 10 Tropfen Muskat und 2 Tropfen Pfeffer regt den Blutdruck und die Durchblutung an.
In die Speisen gehören vornehmlich Würzöle wie Bay, Ingwer, Muskat, Pfeffer, Rosmarin, Salbei, Thymian und Wacholder.

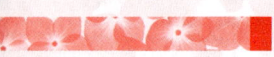

Durchfall:

Reiben Sie den Unterleib mit einem Massageöl aus 50 ml Olivenöl, 5 Tropfen Lavendel und 10 Tropfen Zimt ein.

1 Tropfen Zimt oder Ingwer unverdünnt schlucken sowie Speisen damit aromatisieren.

Erkältungen:

Bei starkem Schnupfen und Grippe sind feuchte Inhalationen eine wirkungsvolle Hilfe. Machen Sie mehrmals täglich ein Kopfdampfbad mit 4 Tropfen Eukalyptus und je 5 Tropfen Teebaum und Kamille. Ätherische Öle wie Teebaum, Eukalyptus, Pfefferminz, Thymian, Lavendel oder Kamille in der Aromalampe unterstützen die schleimlösende und desinfizierende Wirkung der Dampfbäder.

Bei starkem Husten helfen Hautöle mit schleimlösender und schmerzlindernder Wirkung wie Bergbohnenkraut, Fenchel, Hopfen, Jasmin, Kamille, Kiefernadel, Majoran, Muskateller Salbei, Oregano, Pfefferminze, Rosmarin, Salbei, Sandelholz, Wacholder, Ysop und Zirbelkiefer.

Zusätzlich kann man zweimal täglich 1 Tropfen Wacholder mit einem Teelöffel Honig in heißer Zitrone einnehmen. Für die Einreibung empfiehlt sich, eine Mischung aus unverdünnten Kiefer-, Eukalyptus- und Lavendelessenzen herzustellen und damit Brust und Hals mehrmals zu bestreichen.

Hals- und Mundentzündungen:

Stellen Sie ein Mundwasser aus 250 ml Wasser her, in das Sie 3 Tropfen Eukalyptus, 2 Tropfen Salbei und 1 Tropfen Teebaum, aufgelöst in 1 Teelöffel Weingeist, geben. Mehrmals täglich fünf Minuten kräftig gurgeln und den Mund ausspülen.

Insektenstiche:

Einige Tropfen Sassafras oder Teebaum unverdünnt auf die Stiche aufgetragen stillen den Schmerz und lassen die Schwellung schnell zurückgehen.

Kater:

Der postalkoholische Kopfschmerz läßt sich durch ein morgendliches Mineralwasser lindern, in dem je 1 Tropfen Rose, Pfefferminz und Wacholder mit etwas Honig aufgelöst sind. Mischen Sie unverdünntes Rosmarin, Pfefferminze und Wacholder und betupfen sich Stirn, Schläfen und Nacken.

Nervosität:

Es gibt eine ganze Reihe an entspannenden ätherischen Ölen, die bei Nervosität, geistiger und körperlicher Erschöpfung beruhigen und aufbauen: z.B. Baldrian, Lavendel, Majoran, Bergamotte, Bergbohnenkraut, Birke usw. (s. Anhang) Bereiten Sie sich abends einen Baldriantee, und träufeln Sie je 1 Tropfen Basilikum, Majoran und Lavendel hinein.
Für einen tiefen Schlaf sorgen Orange und Lavendel. Einige Tropfen davon auf dem Kopfkissen oder in der Aromalampe lassen Sie unter dem Eindruck eines angenehmen Dufts sanft in den Schlaf hinübergleiten.
Ein entspannendes Bad bereiten Sie sich mit je 10 Tropfen Lavendel und Majoran, in etwas Milch emulgiert.
Auch sanfte Massagen mit einem Körperöl, dem Lavendel, Majoran, Rosenholz und Lemongras zugesetzt sind, tragen zur Entspannung bei.

Nikotinsucht:

Wenn Sie sich einmal dazu aufgerafft haben, nicht mehr zu rauchen, kann Ihnen ätherisches Öl nicht die starke Willenskraft ersetzen, wohl aber Sie unterstützen: Sassafras ist eine Essenz, die sowohl die schädlichen Niko-

tinfolgen mildert als auch die physische Abhängigkeit reduziert. Während der Entwöhnungsphase gehört Sassafras in die Aromalampe in Ihrem Schlafzimmer. Nehmen Sie darüber hinaus 2 bis 3 Tropfen unverdünnt ein, und lassen Sie diese eine Weile auf die Mundschleimhäute wirken. Zusätzlich sollte man mehrmals täglich 2 Tropfen Sassafras, 1 Tropfen Lavendel und 1 Tropfen Salbei in einem Teelöffel Honig aufgelöst in ein Glas Wasser rühren und trinken. (Siehe auch Rezept Ölmischung zur Nikotinentwöhnung auf S. 27)

Schluckauf:

Würzen Sie vorbeugend Ihre Speisen mit Estragon, Fenchel oder Kreuzkümmel, oder träufeln Sie einen Tropfen Estragonessenz unter die Zunge, wenn Sie der Krampf bereits befallen hat.

Sodbrennen:

Neigen Sie zu Sodbrennen, sollten Sie vorbeugend Ihre Nahrung mit Kardamom, Kreuzkümmel und Kümmel würzen. Empfohlen wird auch das schluckweise Trinken von Honigwasser, in dem ein paar Tropfen Sandelholz aufgelöst sind.

Wunden:

Zur desinfizierenden und schmerzstillenden Behandlung kleinerer Schnitt- und Schürfwunden empfiehlt sich die unverdünnte Einreibung mit Teebaum. Innerlich und äußerlich angewendetes Bergbohnenkraut unterstützt den Wundheilungsprozeß, etwa als Würzöl in Speisen.

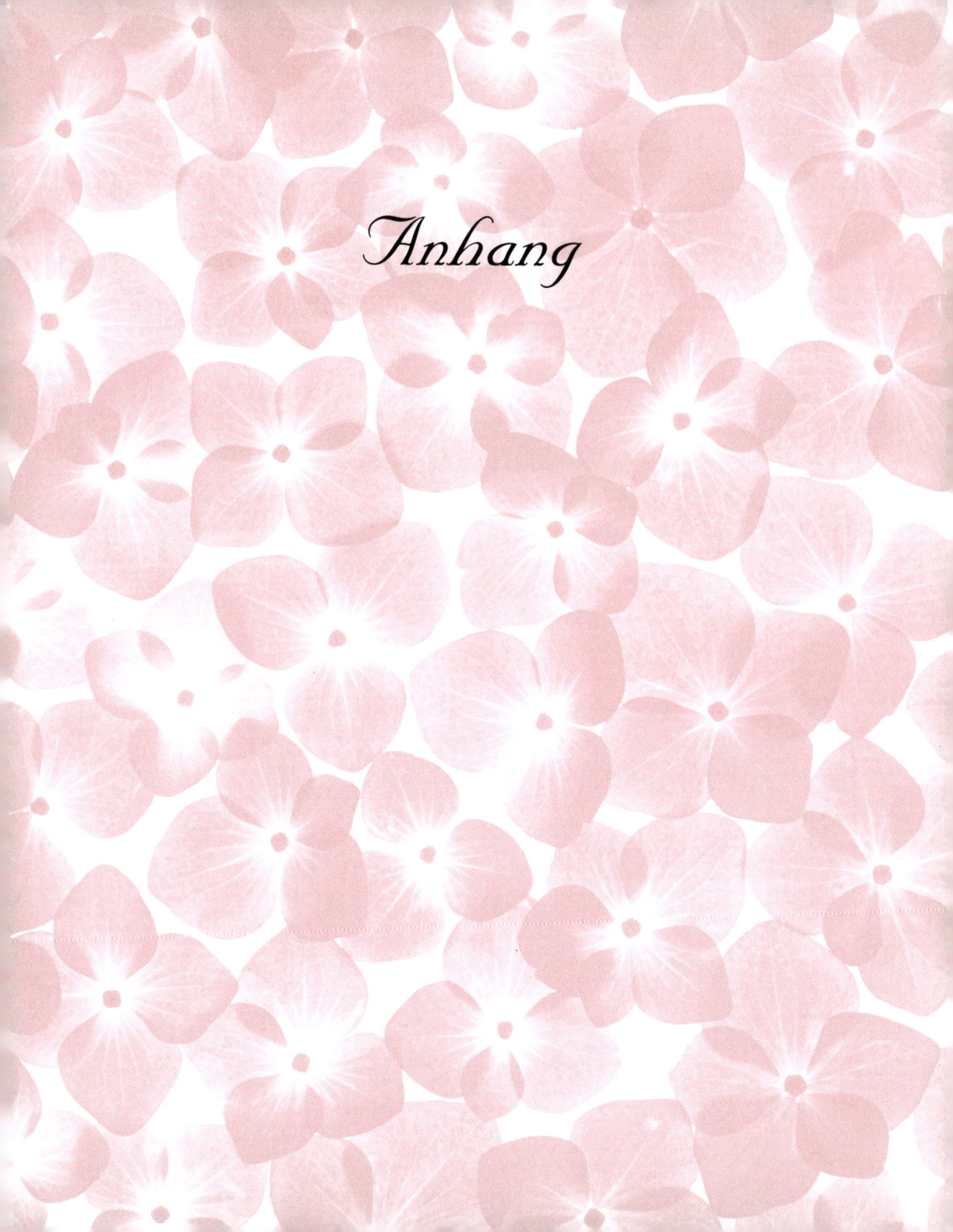

Anhang

Anwendung und Dosierung ätherischer Öle

Anwendungsweise	Dosierung	Häufigkeit und Dauer
Raumaromatisierung	5 bis 20 Tropfen	täglich
Innerliche Anwendung	1 bis 3 Tropfen	3 x täglich, nicht länger als 3 Wochen
Inhalation	5 bis 10 Tropfen auf 1 bis 2 l Wasser	mehrmals täglich
Einreibung	20 Tropfen	1 bis 3 x täglich
Massageöl	ca. 30 Tropfen auf 50 ml Basisöl	täglich
Gesichtsöl	ca. 10 Tropfen auf 50 ml Basisöl	täglich
Gesichtsdampfbad	5 bis 10 Tropfen auf 1 bis 2 l Wasser	gelegentlich
Packung/Maske	1 bis 4 Tropfen	1 x wöchentlich
Kompresse	5 bis 10 Tropfen auf 1 l Wasser	nach Bedarf
Körpermilch	5 bis 10 Tropfen auf 50 ml	täglich
Vollbad	15 bis 20 Tropfen	3 x wöchentlich
Teilbad	4 bis 10 Tropfen auf 3 l Wasser	täglich
Parfum	5 bis 30 ml auf 100 ml Alkohol	täglich
Gesichtswasser	ca. 30 Tropfen auf 10 ml Jojobaöl oder Weingeist	täglich
Aftershave	3 bis 5 Tropfen auf 50 ml Aquarôme	täglich
Haarshampoo	ca. 5 Tropfen auf 30 ml Basisflüssigkeit	täglich
Haarkur	20 – 30 Tropfen ätherisches Öl auf 100 ml Pflanzenöl	1x wöchentlich
Haarspülung	20 bis 30 Tropfen auf 500 ml Flüssigkeit	1 x wöchentlich
Haarfestiger	ca. 20 Tropfen auf 1 l Wasser oder Aquarôme	nach der Haarwäsche

Einsatzmöglichkeiten von ätherischen Ölen bei Krankheiten und seelischen Beschwerden von A–Z

Im fogenden steht der Pflanzenname für das ätherische Öl; fette pflanzliche Öle sind als solche bezeichnet, z.B. Johanniskraut = ätherisches Öl; Johanniskrautöl = planzliches Basisöl

Abführmittel
Rizinusöl

Abgespanntsein siehe Erschöpfung

Abszeß
Teebaumöl, Zypresse

Abwehrkräftestärkung
Angelikawurzel, Estragon, Eukalyptus, Fichtennadel, Ingwer, Karotte, Kiefernnadel, Knoblauch, Lavendel, Limette, Nachtkerzenöl, Pfefferminze, Salbei, Sanddornöl, Schwarzkümmelöl, Teebaum, Thymian, Wacholder, Zimt, Zitrone

Äderchen, geplatzte
Arnika, Nachtkerzenöl, Schafgarbe, Wacholder, Zitrone, Zypresse

Aggressionen
Bergamotte, Blutorange, Cananga, Clementine, Geranium, Iris, Jasmin, Johanniskrautöl, Lärche, Lavendel, Linaloe, Majoran, Mandarine, Moschuskörner, Neroli, Orange, Pimentbeere, Rose, Rosenholz, Sandelholz, Schafgarbe, Speiklavendel, Tuberose, Veilchen, Ylang-Ylang

Akne

Bergamotte, Geranium, Immortelle, Jasmin, Karotte, Lavendel, Mandelöl, Mastix-Pistazie, Myrte, Nachtkerzenöl, Olivenöl, Orangenblütenwasser, Petitgrain, Rose, Sandelholz, Sanddornöl, Schafgarbe, Schwarzkümmelöl, Teebaum, Ysop, Zedernholz, Zistrose, Zitrone

Aktivität, Hyperaktivität

Anis, Baldrian, Dill, Hopfen, Lavendel, Melisse

Angstgefühle

Asant, Baldrian, Basilikum, Benzoe, Bergamotte, Bergbohnenkraut, Birke, Borretschöl, Cananga, Citronella, Clementine, Eisenkraut, Estragon, Geranium, Grapefruit, Jasmin, Johanniskraut, Johanniskrautöl, Kamille, Kampfer, Kümmel, Lärche, Lemongras, Lavendel, Limette, Lorbeer, Neroli, Majoran, Mandarine, Mastix-Pistazie, Melisse, Mimose, Moschuskörner, Muskateller Salbei, Muskat, Myrrhe, Myrte, Neroli, Niaouli, Orange, Patchouli, Petitgrain, Pimentbeere, Rose, Sandelholz, Schafgarbe, Sellerie, Speiklavendel, Thymian, Tuberose, Vanille, Veilchen, Vetiver, Wacholder, Wiesenkönigin, Ylang-Ylang, Zimt, Zirbelkiefer, Zistrose

Aphrodisiaka

Asant, Cananga, Gingergras, Ingwer, Jasmin, Kreuzkümmel, Kümmel, Limette, Mimose, Moschuskörner, Neroli, Palmarosa, Patchouli, Pfeffer, Rose, Sandelholz, Schwarzkümmelöl, Sellerie, Tuberose, Ylang-Ylang, Zimt

Appetitlosigkcit

Basilikum, Beifuß, Estragon, Grapefruit, Kalmus, Karotte, Kardamom, Kreuzkümmel, Kümmel, Orange, Oreganum, Pfeffer, Rosmarin, Vanille, Zwiebel

Arbeitsunlust

Birke, Bergbohnenkraut, Grapefruit, Jasmin, Johanniskrautöl, Kardamom, Koriander, Lemongras, Wiesenkönigin

Asthma

Benzoe, Bergbohnenkraut, Edeltanne, Eukalyptus, Fichtennadel, Hopfen, Kamille, Kiefernnadel, Latschenkiefer, Lärche, Lavendel, Lorbeer, Majoran, Melisse, Minze, Muskateller Salbei, Myrrhe, Niaouli, Pfefferminze, Pinie, Rose, Rosmarin, Salbei, Sandelholz, Schafgarbe, Schwarzkümmelöl, Speiklavendel, Sternanis, Thymian, Veilchen, Wacholder, Ysop, Zirbelkiefer, Zypresse

Atemnot

Angelikawurzel, Balsamterpentin, Bergbohnenkraut, Cajeput, Edeltanne, Eukalyptol, Eukalyptus, Fichtennadel, Immortelle, Johanniskraut, Kamille, Kampfer, Kiefernnadel, Lärche, Latschenkiefer, Lavendel, Melisse, Minze, Muskateller Salbei, Myrrhe, Myrte, Niaouli, Oreganum, Pinie, Rosmarin, Salbei, Sandelholz, Schafgarbe, Schwarzkümmelöl, Speiklavendel, Sternanis, Teebaum, Thymian, Veilchen, Wacholder, Weihrauch, Ysop, Zedernholz, Zimt, Zirbelkiefer, Zitrone, Zwiebel

Atemwegserkrankungen

Angelikawurzel, Anis, Balsamterpentin, Bergamotte, Bergbohnenkraut, Cajeput, Dill, Edeltanne, Eugenol, Eukalyptol, Eukalyptus, Fichtennadel, Hopfen, Immortelle, Johanniskraut, Kamille, Kampfer, Knoblauch, Lärche, Latschenkiefer, Lavendel, Minze, Muskateller Salbei, Myrrhe, Myrte, Niaouli, Oreganum, Rose, Rosmarin, Salbei, Sandelholz, Schafgarbe, Schwarzkümmelöl, Sternanis, Thymian, Veilchen, Wacholder, Weihrauch, Ysop, Zedernholz, Zirbelkiefer, Zitrone

Ausschlag

Akazienblüte, Aprikosenkernöl, Avocadoöl, Benzoe, Bergamotte, Birke, Calendulaöl, Geranium, Kamille, Lavendel, Mandelöl, Myrte, Nachtkerzenöl,
Neroli, Olivenöl, Patchouli, Petitgrain, Rose, Rosenholz, Sanddornöl, Sandelholz, Schafgarbe, Schwarzkümmelöl, Sonnenblumenöl, Teebaum,
Weihrauch, Weizenkeimöl

Bindegewebsschwäche

Avocadoöl, Calendulaöl, Eisenkraut, Karotte, Limette, Myrrhe, Rosenholz,
Sonnenblumenöl, Weizenkeimöl, Zypresse

Blähungen

Angelikawurzel, Anis, Basilikum, Bergbohnenkraut, Dill, Estragon, Fenchel,
Kalmus, Kamille, Kümmel, Mandarine, Nelke, Pfefferminze, Salbei,
Schwarzkümmelöl, Sternanis, Zwiebel

Blasenbeschwerden

Balsamterpentin, Leinsamenöl, Sandelholz, Sellerie, Zedernholz

Blutbildung

Schafgarbe

Blutdruck, hoher

Asant, Baldrian, Hopfen, Knoblauch, Lavendel, Majoran, Mastix-Pistazie,
Melisse, Muskateller Salbei, Sandelholz, Wacholder, Ylang-Ylang, Ysop, Zitrone, Zwiebel

Blutdruck, niedriger

Bay, Ingwer, Johanniskrautöl, Kalmus, Kampfer, Muskat, Rosmarin, Salbei,
Thymian, Wacholder, Zypresse

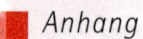
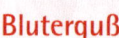

Bluterguß

Arnikaöl, Calendulaöl, Johanniskraut, Lemongras, Majoran, Melisse, Petersilienkraut, Teebaum

Blutreinigung

Calendulaöl, Mimose, Schafgarbe, Sellerie, Salbei, Weihrauch

Blutstillung

Rose, Schafgarbe

Blutzuckerausgleich

Estragon, Schwarzkümmelöl

Bronchialkatarrh

Bay, Cajeput, Edeltanne, Estragon, Eugenol, Eukalyptus, Fenchel, Fichtennadel, Immortelle, Ingwer, Kalmus, Kamille, Kampfer, Kiefernnadel, Kümmel, Latschenkiefer, Minze, Niaouli, Olivenöl, Oreganum, Pinie, Pfeffer, Rosmarin, Salbei, Schwarzkümmelöl, Sonnenblumenöl, Speiklavendel, Sternanis, Teebaum, Thymian, Wacholder, Weihrauch, Ysop, Zimt, Zirbelkiefer, Zitrone, Zwiebel, Zypresse

Bronchitis

Angelikawurzel, Anis, Balsamterpentin, Bergamotte, Bergbohnenkraut, Cajeput, Dill, Edeltanne, Eugenol, Eukalyptol, Eukalyptus, Fichtennadel, Hopfen, Immortelle, Johanniskraut, Kamille, Kampfer, Knoblauch, Lärche, Latschenkiefer, Lavendel, Minze, Muskateller Salbei, Myrrhe, Myrte, Niaouli, Oreganum, Rose, Rosmarin, Salbei, Sandelholz, Schafgarbe, Schwarzkümmelöl, Sternanis, Thymian, Veilchen, Wacholder, Weihrauch, Ysop, Zedernholz, Zirbelkiefer, Zitrone

Couperose siehe **Äderchen, geplatzte**

Darmbeschwerden
Fenchel, Kamille, Knoblauch, Salbei, Schafgarbe, Schwarzkümmelöl

Darmträgheit
Kalmus

Depressionen
Basilikum, Benzoe, Bergamotte, Bergbohnenkraut, Birke, Borretschöl, Cananga, Citronella, Eisenkraut, Geranium, Grapefruit, Iris, Jasmin, Johanniskraut, Johanniskrautöl, Kamille, Kampfer, Kümmel, Lärche, Lavendel, Lemongras, Limette, Lorbeerblätter, Majoran, Mastix-Pistazie, Melisse, Mimose, Moschuskörner, Muskat, Muskateller Salbei, Myrrhe, Neroli, Niaouli, Patchouli, Perubalsam, Petitgrain, Rose, Sandelholz, Schafgarbe, Sellerie, Tuberose, Vanille, Veilchen, Vetiver, Wiesenkönigin, Ylang-Ylang, Zirbelkiefer, Zistrose

Dermatitis
Akazienblüte, Benzoe, Birke, Geranium, Immortelle, Kamille, Karotte, Lavendel, Mandelöl, Mastix-Pistazie, Melisse, Myrrhe, Myrte, Nachtkerzenöl, Neroli, Patchouli, Rose, Rosenholz, Sanddornöl, Sandelholz, Schafgarbe, Schwarzkümmelöl, Sonnenblumenöl, Teebaum, Weihrauch, Weizenkeimöl, Ysop, Zedernholz, Zistrose

Desinfektion
Beifuß, Birkenrinde, Edeltanne, Eukalyptol, Eukalyptus, Fichtennadel, Johanniskraut, Kampfer, Kiefernnadel, Lavandin, Limette, Lorbeer, Majoran, Melisse, Myrrhe, Pinie, Olivenöl, Oregano, Perubalsam, Rosmarin, Sandel-

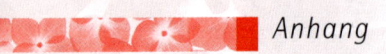

holz, Schafgarbe, Teebaum, Thymian, Wacholder, Wiesenkönigin, Zimt, Zirbelkiefer, Zitrone, Zwiebel

Diabetes
Zimt, Schwarzkümmelöl

Durchblutungsstörungen
Angelikawurzel, Bay, Birke, Eukalyptus, Fichtennadel, Grapefruit, Ingwer, Johanniskrautöl, Kalmus, Kampfer, Muskat, Rosmarin, Salbei, Sonnenblumenöl, Speiklavendel, Thymian, Vetiver, Wacholder, Ysop, Zimt, Zirbelkiefer

Durchfall
Eukalyptus, Kamille, Lavendel, Neroli, Pfefferminze, Zypresse

Entgiftung
Bergbohnenkraut, Cajeput, Edeltanne, Eisenkraut, Eukalyptus, Fichtennadel, Kiefernnadel, Latschenkiefer, Lemongras, Myrte, Pinie, Rosmarin, Salbei, Teebaum, Wacholder, Ysop, Zedernholz, Zirbelkiefer, Zitrone

Entspannung
Angelikawurzel, Anis, Asant, Baldrian, Basilikum, Bay, Benzoe, Bergamotte, Bergbohnenkraut, Birke, Blutorange, Borretschöl, Dill, Eisenkraut, Fenchel, Galbanum, Geranium, Gingergras, Hopfen, Immortelle, Jasmin, Johanniskraut, Kalmus, Kamille, Kampfer, Lärche, Latschenkiefer, Lavendel, Lorbeer, Majoran, Melisse, Minze, Moschuskörner, Muskat, Muskateller Salbei, Nachtkerzenöl, Narde, Nelke, Neroli, Orange, Palmarosa, Petitgrain, Perubalsam, Pfefferminze, Rose, Rosenholz, Rosmarin, Sellerie, Speiklavendel, Thymian, Vanille, Vetiver, Ylang-Ylang, Zedernholz, Zwiebel

218

Entwässerung
Wacholder, Zitrone

Entzündungen
Bergbohnenkraut, Birkenrinde, Eukalyptol, Eukalyptus, Fichtennadel, Galbanum, Johanniskraut, Kampfer, Kiefernnadel, Lavandin, Limette, Lorbeer, Majoran, Melisse, Myrrhe, Pinie, Olivenöl, Rosmarin, Sandelholz, Schafgarbe, Schwarzkümmelöl, Teebaum, Thymian, Wacholder, Wiesenkönigin, Zimt, Zirbelkiefer, Zitrone, Zwiebel

Erkältung
Bay, Cajeput, Edeltanne, Estragon, Eugenol, Eukalyptus, Fenchel, Fichtennadel, Immortelle, Ingwer, Kalmus, Kamille, Kampfer, Kiefernnadel, Kümmel, Latschenkiefer, Minze, Niaouli, Olivenöl, Oreganum, Pinie, Pfeffer, Rosmarin, Salbei, Schwarzkümmelöl, Sonnenblumenöl, Speiklavendel, Sternanis, Teebaum, Thymian, Wacholder, Weihrauch, Ysop, Zimt, Zirbelkiefer, Zitrone, Zwiebel, Zypresse

Erschöpfung
Asant, Beifuß, Eisenkraut, Estragon, Eukalyptol, Grapefruit, Jasmin, Kalmus, Koriander, Lemongras, Limette, Majoran, Melisse, Minze, Muskat, Myrrhe, Petersilie, Pfeffer, Pimentbeere, Rosmarin, Sellerie, Veilchen, Vetiver, Wiesenkönigin, Zirbelkiefer, Zitrone

Fieber
Bergamotte, Birkenrinde, Blutorange, Eukalyptus, Ingwer, Kalmus, Kamille, Orange, Oregano, Pfeffer, Pfefferminze, Rose, Schwarzkümmelöl, Wiesenkönigin, Ysop, Zitrone

219

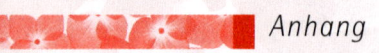

Frigidität
Asant, Bergbohnenkraut, Ingwer, Jasmin, Moschus, Zistrose

Furunkel
Kamille, Karotte, Teebaum

Fußpilz
Oregano, Teebaum, Thymian, Walnußöl

Fußschweiß siehe auch »Schweißfüße«
Teebaum

Geburtserleichterung
Eisenkraut, Jasmin, Lavendel, Nelke, Rose, Petersilie

Galle
Schafgarbe, Johanniskraut, Kamille

Gedächtnisschwierigkeiten
Basilikum, Beifuß, Birke, Eisenkraut, Eukalyptus, Kardamom, Lemongras, Melisse, Minze, Muskat, Nachtkerzenöl, Neroli, Niaouli, Oregano, Petersilie, Petitgrain, Pfefferminze, Rosmarin, Sandelholz, Sellerie, Ysop, Zitrone

Gelenkschmerzen
Arnikaöl, Kiefernnadel, Knoblauch, Latschenkiefer, Rosmarin, Schwarzkümmelöl, Sonnenblumenöl, Wacholder

Gicht
Arnikaöl, Johanniskraut, Kiefernnadel, Rosmarin, Wacholder

Grippe

Angelikawurzel, Estragon, Eukalyptol, Eukalyptus, Fichtennadel, Gingergras, Ingwer, Kiefernnadel, Lavendel, Niaouli, Oregano, Sternanis, Thymian, Wacholder, Zimt, Zirbelkiefer, Zitrone, Zwiebel, Zypresse

Haarausfall

Bay, Birke, Kamille, Salbei, Schwarzkümmelöl, Vetiver, Zedernholz

Halsschmerzen

Benzoe, Eukalyptus, Kamille, Majoran, Myrte, Salbei, Speiklavendel

Hämorrhoiden

Calendulaöl, Kamille, Knoblauch, Myrte, Petersilie, Schafgarbe, Wacholder

Hautkrankheiten

Aprikosenkernöl, Avocadoöl, Benzoe, Bergamotte, Birke, Calendulaöl, Geranium, Kamille, Lavendel, Mandelöl, Myrte, Nachtkerzenöl, Neroli, Olivenöl, Patchouli, Petitgrain, Rose, Rosenholz, Rosmarin, Schafgarbe,
Schwarzkümmelöl, Teebaum, Zistrose

Hautregulierung (bei fettiger Haut)

Bergamotte, Jojobaöl, Karotte, Lavendel, Mandelöl, Myrte, Nachtkerzenöl,
Neroli, Schafgarbe, Sonnenblumenöl, Vetiver, Ylang-Ylang, Zitrone

Hautregulierung (bei trockener Haut)

Aprikosenkernöl, Avocadoöl, Calendulaol, Fenchel, Johanniskraut, Jojobaöl, Kamille, Karotte, Lavendel, Mandelöl, Myrrhe, Nachtkerzenöl, Neroli,
Olivenöl, Orange, Patchouli, Rose, Rosenholz, Sanddornöl, Sandelholz, Vanille, Veilchen, Vetiver, Ysop

Hautreinigung

Aprikosenkernöl, Bergamotte, Calendulaöl, Geranium, Iris, Johanniskraut, Jojobaöl, Kamille, Mandelöl, Melisse, Myrte, Nachtkerzenöl, Neroli, Orange, Rose, Rosenwasser, Rosmarin, Sandelholz, Schafgarbe, Schwarzkümmelöl, Zirbelkiefer, Zitrone

Heiserkeit

Benzoe, Cajeput, Immortelle, Jasmin, Kamille, Majoran, Salbei

Herzbeschwerden

Asant, Baldrian, Kalmus, Lavendel, Melisse, Orange, Rose, Schafgarbe, Ylang-Ylang

Hexenschuß

Angelikawurzel, Birke, Johanniskrautöl, Lavendel, Wacholder

Hornhaut

Aprikosenkernöl, Avocadoöl, Johanniskrautöl, Knoblauchöl, Patchouli, Teebaum, Thuja

Husten

Anis, Benzoe, Bergbohnenkraut, Edeltanne, Eukalyptol, Eukalyptus, Fenchel, Fichtennadel, Galbanum, Hopfen, Lorbeer, Majoran, Minze, Muskateller Salbei, Myrrhe, Myrte, Niaouli, Oregano, Perubalsam, Petersilie, Pfefferminze, Rosmarin, Salbei, Sandelholz, Sassafras, Speiklavendel, Thymian, Wacholder, Ysop, Zedernholz, Zirbelkiefer, Zypresse

Impotenz

Asant, Bergbohnenkraut, Ingwer, Jasmin, Kardamom, Kümmel, Limette,

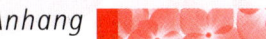

Moschuskörner, Nelke, Neroli, Patchouli, Rose, Rosmarin, Sandelholz, Schwarzkümmelöl, Ylang-Ylang, Zimt, Zistrose

Insektenrepellent (Abwehr)
Basilikum, Eukalyptus, Geranium, Gingergras, Lavandin, Lavendel, Nelke, Teebaum, Zirbelkiefer, Zitrone

Insektenstiche
Eugenol, Lavandin, Lavendel, Sassafras, Teebaum

Ischias
Johanniskrautöl

Juckreiz
Geranium, Kamille, Lavendel, Melisse, Rose, Rosenwasser, Schwarzkümmelöl, Teebaum

Konzentrationsschwäche
Basilikum, Birke, Beifuß, Eisenkraut, Eukalyptus, Kümmel, Lemongras, Melisse, Minze, Muskatnuß, Pfeffer, Pfefferminze, Pimentbeere, Rosmarin, Schwarzkümmelöl, Thymian, Ysop, Zitrone

Kopfschmerzen
Baldrian, Blutorange, Cajeput, Citronella, Dill, Edeltanne, Gingergras, Ingwer, Kamille, Kümmel, Lärche, Lavendel, Melisse, Melissenwasser, Minze, Niaouli, Pfefferminze, Rose, Rosmarin, Sassafras, Sternanis, Veilchen, Wacholder

Krampfadern
Arnikaöl, Calendulaöl, Knoblauch, Lemongras, Limette, Schafgarbe, Vetiver,

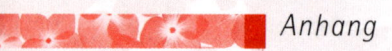

Wacholder, Weizenkeimöl, Zitrone, Zwiebel, Zypresse

Krämpfe
Fenchel, Kamille, Perubalsam, Salbei, Schwarzkümmelöl

Kreislaufschwäche
Arnikaöl, Johanniskrautöl, Kalmus, Kampfer, Kardamom, Knoblauch, Muskat, Pfeffer, Pimentbeere, Rosmarin, Thymian, Zimt

Kreislaufstörungen
Lavendel, Knoblauch, Sandelholz, Schafgarbe, Speiklavendel

Luftreinigung
Bergamotte, Blutorange, Edeltanne, Eukalyptus, Gingergras, Grapefruit, Kiefernnadel, Latschenkiefer, Lavandin, Lavendel, Lemongras, Limette, Lorbeer, Patchouli, Pinie, Thymian, Wacholder, Weihrauch, Zimt, Zirbelkiefer, Zitrone

Magen (Gastritis)
Angelikawurzel, Anis, Basilikum, Beifuß, Bergbohnenkraut, Dill, Estragon, Fenchel, Kalmus, Kamille, Kardamom, Karotte, Koriander, Kreuzkümmel, Kümmel, Lavendel, Melisse, Nelke, Olivenöl, Petersilie, Sternanis, Thymian

Menstruationsbeschwerden
Basilikum, Beifuß, Borretschöl, Calendulaöl, Eisenkraut, Estragon, Galbanum, Jasmin, Minze, Nachtkerzenöl, Rosmarin, Schafgarbe

Migräne
Baldrian, Basilikum, Blutorange, Eukalyptus, Kamille, Lavendel, Majoran, Mandarine, Melisse, Rosmarin, Schafgarbe, Schwarzkümmelöl, Speikla-

vendel, Veilchen, Zitrone

Milchschorf
Kamille, Teebaum

Milchstau
Fenchel, Melisse

Müdigkeit
Anis, Beifuß, Citronella, Grapefruit, Koriander, Lemongras, Limette, Melisse, Minze, Muskat, Myrrhe, Pfeffer, Pimentbeere, Rosmarin, Sellerie, Veilchen, Wiesenkönigin

Mundentzündung
Majoran, Minze, Nelke, Salbei, Teebaum, Zitrone

Muskelschmerzen
Arnikaöl, Birke, Citronella, Clementine, Gingergras, Jasmin, Johanniskrautöl, Kamille, Lärche, Lavendel, Majoran, Mandarine, Muskat, Nelke, Niaouli, Oreganum, Pfeffer, Pimentbeeren, Rose, Rosenholz, Rosmarin, Sassafras, Schafgarbe, Wacholder, Wiesenkönigin, Zirbelkiefer

Muttermal
Arnikaöl

Nachtschweiß
Salbei

Nagelbettinfektion
Kamille, Schafgarbe, Teebaum

Narben
Arnikaöl, Benzoe, Calendulaöl, Johanniskraut, Johanniskrautöl

Nasenbluten
Zitrone

Nervenentzündung
Bay, Eukalyptus, Johanniskraut, Kamille, Kardamom

Nervosität
Angelikawurzel, Anis, Asant, Baldrian, Basilikum, Bay, Benzoe, Bergamotte, Bergbohnenkraut, Birke, Blutorange, Borretschöl, Dill, Eisenkraut, Fenchel, Galbanum, Geranium, Gingergras, Hopfen, Immortelle, Jasmin, Johanniskraut, Kalmus, Kamille, Kampfer, Lärche, Latschenkiefer, Lavendel, Lorbeer, Majoran, Melisse, Minze, Moschuskörner, Muskat, Muskateller Salbei, Nachtkerzenöl, Narde, Nelke, Neroli, Orange, Palmarosa, Petitgrain, Pfefferminze, Rose, Rosenholz, Rosmarin, Sellerie, Speiklavendel, Thymian, Vanille, Vetiver, Ylang-Ylang, Zedernholz, Zwiebel

Neurodermitis
Avocadoöl, Calendulaöl, Jojobaöl, Kamille, Karotte, Lavendel, Mandelöl, Nachtkerzenöl, Olivenöl, Rose, Sanddorn, Sandelholz, Schafgarbe, Schwarzkümmelöl, Teebaum, Veilchen, Weizenkeimöl

Nikotinentwöhnung
Sassafras

Ohrenschmerzen
Johanniskrautöl, Kamille, Teebaum, Zwiebel

Orangenhaut
Blutorange, Nachtkerzenöl, Orange, Patchouli, Rose, Rosmarin, Schafgarbe, Wiesenkönigin, Zypresse

Potenzstärkung
Asant, Bergbohnenkraut, Ingwer, Jasmin, Kardamom, Kümmel, Limette, Moschuskörner, Nelke, Neroli, Patchouli, Rose, Rosmarin, Sandelholz, Schwarzkümmelöl, Vanille, Ylang-Ylang, Zimt, Zistrose

Prellung
Arnikaöl, Majoran, Melisse

Prüfungsangst
Baldrian, Eisenkraut, Lemongras, Minze, Neroli, Zitrone

Rheuma
Angelikawurzel, Arnikaöl, Balsamterpentin, Beifuß, Birke, Cajeput, Fichtennadel, Galbanum, Gingergras, Johanniskrautöl, Kampfer, Kiefernnadel, Knoblauch, Kümmel, Lärche, Latschenkiefer, Lavendel, Majoran, Nachtkerzenöl, Niaouli, Olivenöl, Oregano, Pinie, Rosmarin, Salbei, Sassafras, Schwarzkümmelöl, Sonnenblumenöl, Teebaum, Wacholder, Wiesenkönigin, Zirbelkiefer

Schlaflosigkeit
Baldrian, Basilikum, Citronella, Clementine, Dill, Geranium, Gingergras, Hopfen, Johanniskraut, Johanniskrautöl, Kamille, Lavendel, Majoran, Mandarine, Melisse, Muskateller Salbei, Narde, Neroli, Orange, Pinie, Rose, Rosenholz, Sandelholz, Schafgarbe, Speiklavendel, Sternanis, Vanille, Veilchen, Ylang-Ylang

Schluckauf
Anis, Dill, Estragon, Fenchel, Kümmel, Melisse

Schnupfen
Basilikum, Citronella, Eukalyptus, Fichtennadel, Kamille, Kiefernnadel, Latschenkiefer, Majoran, Minze, Myrte, Niaouli, Pfeffer, Schafgarbe, Teebaum, Ysop, Zedernholz, Zimt, Zirbelkiefer

Schweißausbrüche
Grapefruit, Kiefernnadel, Mimose, Minze, Muskateller Salbei, Rose

Schweißfüße
Rosmarin, Salbei, Teebaum, Thymian

Sonnenbrand
Aloe-Vera-Öl, Immortelle, Johanniskraut, Jojobaöl, Kamille, Lavendel, Rose, Sanddorn, Schafgarbe, Schwarzkümmelöl, Teebaum, Ylang-Ylang

Stimulantien, sexuelle
Asant, Bergbohnenkraut, Ingwer, Jasmin, Koriander, Moschuskörneröl, Nelke, Patchouli, Rose, Rosmarin, Sandelholz, Tuberose, Ylang-Ylang

Streß
Baldrian, Benzoe, Bergamotte, Blutorange, Galbanum, Geranium, Lavendel, Orange, Rose, Rosenholz, Sandelholz, Schafgarbe, Schwarzkümmelöl, Vanille, Vetiver, Ylang-Ylang

Übelkeit
Fenchel, Ingwer, Kalmus, Rosenwasser, Sandelholz

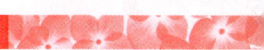
Überanstrengung

Asant, Beifuß, Eisenkraut, Grapefruit, Jasmin, Kalmus, Lemongras, Limette, Majoran, Melisse, Minze, Muskat, Myrte, Petersilie, Pfeffer, Rosmarin, Sellerie, Veilchen, Vetiver, Wiesenkönigin

Unausgeglichenheit (stimulierend)

Angelikawurzel, Basilikum, Bergamotte, Bergbohnenkraut, Birke, Eisenkraut, Eukalyptol, Estragon, Geranium, Grapefruit, Johanniskrautöl, Kampfer, Limette, Lorbeer, Majoran, Mandarine, Moschuskörner, Myrte, Narde, Neroli, Orange, Oreganum, Pimentbeere, Rosenholz, Schafgarbe, Schwarzkümmelöl, Sellerie, Thymian, Zirbelkiefer, Zistrose

Unausgeglichenheit (beruhigend, angstlösend)

Asant, Baldrian, Bay, Benzoe, Bergamotte, Borretschöl, Clementine, Dill, Galbanum, Geranium, Gingergras, Hopfen, Immortelle, Ingwer, Iris, Jasmin, Johanniskraut, Kamille, Majoran, Mimose, Moschuskörner, Muskateller Salbei, Myrte, Narde, Neroli, Perubalsam, Petitgrain, Rosmarin, Sandelholz, Schwarzkümmelöl, Speiklavendel, Vanille, Veilchen, Weihrauch, Ylang-Ylang

Unruhe

Asant, Baldrian, Bay, Bergamotte, Clementine, Dill, Galbanum, Geranium, Hopfen, Immortelle, Ingwer, Jasmin, Johanniskraut, Kamille, Majoran, Perubalsam, Rosmarin, Sandelholz, Schwarzkümmelöl, Speiklavendel, Vanille, Veilchen, Ylang-Ylang

Vaginalinfektionen, -pilze

Bergbohnenkraut, Sanddornöl, Teebaum

Verdauungsanregung

Balsamterpentin, Orange

229

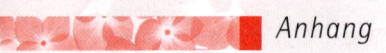

Verdauungsstörungen
Angelikawurzel, Balsamterpentin, Estragon, Fenchel, Ingwer, Kalmus, Karotte, Olivenöl, Orange, Pfefferminz, Schwarzkümmelöl, Sternanis, Ysop

Verletzung
Arnika, Calendulaöl, Johanniskrautöl, Teebaum

Verschleimung
Angelikawurzel, Anis, Benzoe, Bergbohnenkraut, Cajeput, Dill, Edeltanne, Eukalyptol, Eukalyptus, Fenchel, Fichtennadel, Galbanum, Geranium, Hopfen, Immortelle, Johanniskraut, Kamille, Kampfer, Karotte, Kiefernnadel, Knoblauch, Lärche, Latschenkiefer, Majoran, Minze, Myrte, Niaouli, Perubalsam, Petersilie, Pfefferminze, Pimentbeere, Pinie, Salbei, Sandelholz, Schafgarbe, Sternanis, Teebaum, Thymian, Veilchen, Wacholder, Weihrauch, Ysop, Zedernholz, Zirbelkiefer, Zwiebel, Zypresse

Verstauchung
Arnika, Thymianöl

Verstopfung
Fencheltee, Pfefferminze, Rhabarber

Völlegefühl
Kümmel

Warzen
Calendulaöl, Teebaum, Thuja

Wetterfühligkeit
Kalmus

Wunden

Aloe-Vera-Öl, Balsamterpentin, Calendulaöl, Hamameliswasser, Iris, Johanniskraut, Kamille, Lavendel, Mandelöl, Myrrhe, Myrte, Patchouli, Rosenholz, Salbei, Sanddorn, Schafgarbe, Sonnenblumenöl, Speiklavendel, Teebaum, Thymian, Ysop

Zahnfleischentzündung

Eugenol, Kamille, Kreuzkümmel, Kümmel, Myrrhe, Nelke, Salbei, Teebaum, Zimt, Zitrone

Zahnschmerzen

Kamille, Nelke, Salbei, Teebaum

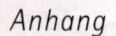
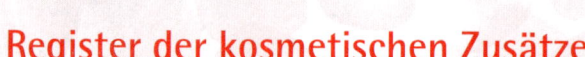

Register der kosmetischen Zusätze

Alkohol

Für die Herstellung von Naturkosmetik verwendet man den in der Apotheke erhältlichen hochprozentigen oder reinen Alkohol, auch Weingeist oder Äthylalkohol genannt. Er ist geruchsneutral und kann mit destilliertem Wasser verdünnt werden.

Aquarôme

Echte Aquarôme entstehen bei der Wasserdampfdestillation ätherischer Öle. Sie werden auch Hydrolate genannt. Als Grundstoff von Cremes und Salben werden sie aufgrund ihrer stark duftenden oder heilenden Eigenschaften bevorzugt anstelle von destilliertem Wasser benutzt. Wie bei den ätherischen Ölen sollte man auch bei den Aquarômen sorgfältig überprüfen, daß es sich um echte Blütenwasser handelt und nicht um einfache Mischungen aus Wasser und einigen Tropfen ätherischen Öls. Beliebte Aquarôme sind Rosen-, Orangenblüten-, Hamamelis-, Kamillen-, Lavendel- und Melissenwasser.

Bienenwachs

ist ein leicht emulgierender, hochwertiger Bestandteil von Cremes. Leere Bienenwaben werden eingeschmolzen und ergeben das bräunlichgelbe, nach Honig duftende Bienenwachs.

Emulgatoren

verbinden Wasser und Fett zu einer Emulsion. Zu den natürlichen Emulgatoren zählen Milch, Sahne und Honig. Auch Lecithin ist ein natürlicher pflanzlicher Emulgator.

232

Kakaobutter

entsteht als Nebenprodukt bei der Kakaoherstellung. Da sie bei Hautkontakt schmilzt, wird sie – häufig zusammen mit Lanolin – in hochwertigen Cremes verwendet, die sie geschmeidig und weich macht.

Lanolin

In Kosmetika ist das aus dem Fett von Schafwolle gewonnene Lanolin ein wichtiger Grundbestandteil. Es ist gelblich und von salbenartiger Konsistenz. Das in der Apotheke erhältliche Lanolin anhydrid ist zäh und wasserfrei und wird wegen seiner hohen Wasseraufnahmefähigkeit bevorzugt zur Kosmetikherstellung verwendet.

Orangenblütenwasser

Anstelle von destilliertem Wasser kann man das bei der Destillation von Orangenblütenöl gewonnene Orangenblütenwasser, ein Aquarôme, benutzen, das gut duftet und extrem hautfreundlich ist. Innerlich wirkt es heilend bei Magen- und Darmstörungen. Äußerlich wird es bei Hautproblemen wie Akne und Entzündungen benutzt. Orangenblütenwasser kann man in der Apotheke bekommen.

Rosenblütenwasser

Wie Orangenblütenwasser benutzt man auch das Aquarôme Rosenblütenwasser – ebenfalls Seitenprodukt bei der Destillation von Rosenblättern – anstelle von destilliertem Wasser in kosmetischen Produkten. Es belebt und verschönt die Haut. Entzündliche und sensible Haut wird durch die Verwendung von Rosenwasser in Cremes und Salben beruhigt. Innerlich angewendet hilft es gegen Übelkeit und Erbrechen.

Literaturverzeichnis

Arcier, Micheline: Die Wohltat der Düfte. Schön und gesund durch Aromatherapie. München 1992

Asjes, Ellen: Heilende Öle und Essenzen. Aurum 1993 (3. Aufl.)

Dalicho, W.A. u.a.: Massage. Darmstadt 1985

Davis, Patricia: Aromatherapie von A-Z. München 1990

Diedrich, C.M. / Simons, Anne: Das Teebaumöl Praxisbuch. Bern, München,Wien 1996

Fischer-Rizzi, Susanne: Dufterlebnisse. Irisiana 1994 (14. Aufl.)

Gattefossé, René-Maurice: Gattefossés Aromatherapie. Herausgegeben von Robert B. Tisserand. Aarau/Schweiz 1994

Grosjean, Nelly: Aromatherapie. Gesundheit und Wohlbefinden durch Aromaöle. München 1995

Haas, Nina E.: Naturkosmetik. Die Grundlagen gesunder und natürlicher Hautpflege. Niedernhausen 1991

Henglein, Martin: Die heilende Kraft der Wohlgerüche und Essenzen. Bergisch-Gladbach 1993 (3. Aufl.)

Inkeles, Gordon: Sinnliche Entspannung. Die sensitive Partnermassage. Zürich 1991

Katalyse e.V. (Hrsg.): Das Ernährungsbuch. Lebensmittel und Gesundheit. Köln 1986

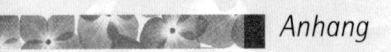

Kettenring, Maria M.: Aromaküche. Sulzberg 1994 (3. Aufl.)

Krahl, Gisela / Szabo, Margrit: Tausendschön. Die großen Rezepte und die kleinen Geheimnisse der Kosmetik zum Selbermachen. Reinbek 1995

Kofranyi, E. / Wirths, W.: Einführung in die Ernährungslehre. Frankfurt/M. 1987

Lidell, Lucinda u.a.: Massage. Anleitung zu östlichen und westlichen Techniken. München 1986

Miller, Richard und Iona: Das magische Parfüm. Aurum 1991

Pietrulla, Helen: Kosmetische Materialkunde Chemie und Apparative Kosmetik. Unterhaching 1983

Price, Shirley: Praktische Aromatherapie. Neuhausen 1994 (5. Aufl.)

Raab, W. / Kindl, U.: Pflegekosmetik. Ein Leitfaden. Stuttgart, New York 1991

Rosenkranz, Bernhard / Schwartau, Silke: Kosmetik. Über Körperpflege Bescheid wissen. Hamburg 1991

Ryman, Danièle: Handbuch der Aromatherapie. Heilende Öle und pflanzliche Essenzen für Gesundheit und Wohlbefinden. München 1991 (2. Aufl.)

Serizawa, Katsusuke: Orientalische Massage. Zürich, Stuttgart, Wien 1974

Simons, Anne: Das Schwarzkümmel Praxisbuch. Bern, München, Wien 1997

Tisserand, Maggie: Aromatherapy for Love. München 1994

Tisserand, Robert: Das Aromatherapie Heilbuch. Aitrang 1992 (3. Aufl.)

Träger, Lothar: Chemie in der Kosmetik. Heidelberg 1986

Unseld-Baumanns, Christine: Partnermassage. Streicheleinheiten für Körper und Seele. Niedernhausen 1991

Werner, Helmut: Die Magie der Zauberpflanzen, Edelsteine, Duftstoffe und Farben. München 1993

Worwood, Valerie Ann: Liebesdüfte. Die Sinnlichkeit ätherischer Öle. München 1992

Entdecken Sie eine neue Welt der Körperpflege

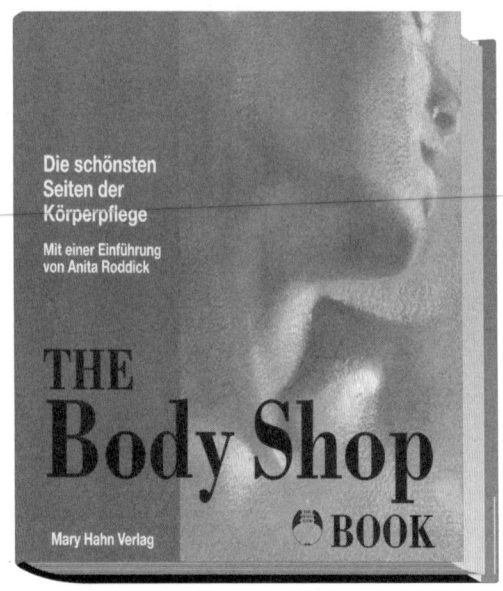

Die schönsten
Seiten der
Körperpflege

Mit einer Einführung
von Anita Roddick

THE
Body Shop
BOOK

Mary Hahn Verlag

Ein leicht verständlicher Ratgeber mit wunderschönen Illustrationen – eine passende Lektüre für alle Frauen und Männer, die sich in ihrer Haut so richtig wohlfühlen wollen. Hier finden Sie neben Haarpflegetips, Anleitungen zur Fußmassage oder dem Einmaleins der Aromatherapie auch schon mal ein Rezept für ein entspannendes Milchbad oder eine Gesichtsmaske.

MARY HAHN VERLAG

**Das neue
Schönheitskonzept**

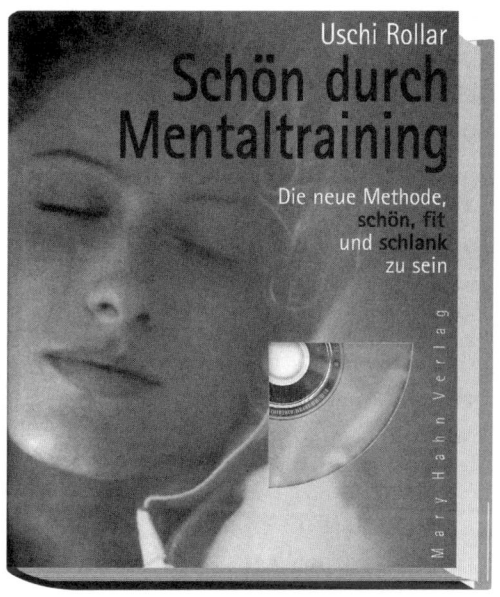

Das mentale Schönheitstraining zeigt, wie man durch die eigene Gedanken- und bildhafte Vorstellungskraft entspannter, schlanker, schöner und selbstbewußter wird.
Für alle, die ihr Wohlbefinden und Aussehen verbessern und die Wirkung ihrer Kosmetik intensivieren wollen: das mentale Beauty-Training.

**MARY HAHN
VERLAG**

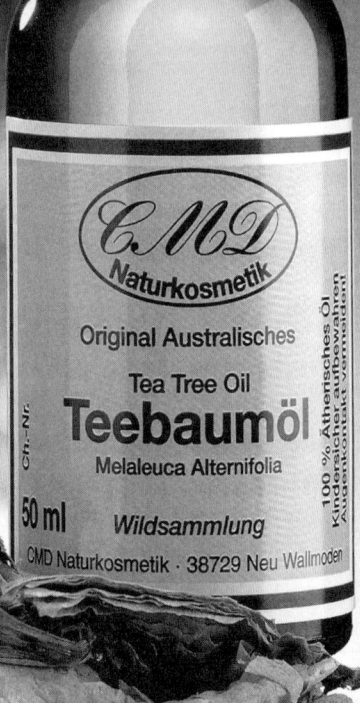